针灸经典医籍必读丛书

新刊补注铜人腧穴针灸图经

北宋·王惟一 著

金·闲邪赜叟 补注

卢承顶 甄灿灿 田思胜 校注

中国健康传媒集团
中国医药科技出版社 ·北京

内容提要

《新刊补注铜人腧穴针灸图经》为金代平水闲邪聩叟于金大定丙午年（1186）据北宋医官王惟一所著《铜人腧穴针灸图经》增删补注而成。本书总结了宋代以前的针灸治疗经验，对经络腧穴进行了考证和订正，收载腧穴354个，补充了腧穴的主治功用，扩大了腧穴的主治范围。本书是研究针灸学的重要参考资料。

图书在版编目（CIP）数据

新刊补注铜人腧穴针灸图经/（北宋）王惟一著；
（金）闲邪聩叟补注；卢承顶，甄灿灿，田思胜校注．
北京：中国医药科技出版社，2025.9. ——（针灸经典医籍必读丛书）. —— ISBN 978 - 7 - 5214 - 5465 - 9

Ⅰ. R224. 2 - 64；R245 - 64

中国国家版本馆 CIP 数据核字第 2025L4060J 号

美术编辑 陈君杞
版式设计 南博文化

出版　**中国健康传媒集团** ｜ 中国医药科技出版社
地址　北京市海淀区文慧园北路甲 22 号
邮编　100082
电话　发行：010 - 62227427　邮购：010 - 62236938
网址　www. cmstp. com
规格　880 × 1230mm $^1/_{32}$
印张　3 $^7/_8$
字数　85 千字
版次　2025 年 9 月第 1 版
印次　2025 年 9 月第 1 次印刷
印刷　大厂回族自治县彩虹印刷有限公司
经销　全国各地新华书店
书号　ISBN 978 - 7 - 5214 - 5465 - 9
定价　**25. 00 元**

获取新书信息、投稿、为图书纠错，请扫码联系我们。

《针灸经典医籍必读丛书》

编 委 会

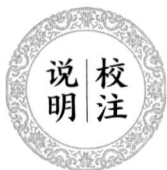

　　《铜人腧穴针灸图经》为北宋医官王惟一于铸针灸铜人时所著，成书于天圣四年（1026）。王惟一，又名王惟德，宋代著名医学家，宋仁宗时曾任翰林医官、朝散大夫、殿中省尚药奉御骑都尉。天圣初年（1023）奉命编撰医书，天圣四年（1026）编成《铜人腧穴针灸图经》三卷，天圣五年（1027）由医官院木版刊行，天圣七年（1029）由政府颁行各州。天圣八年（1030），又将全文刻于石碑上。在大相国寺内建成针灸图石壁堂，后改称仁济殿。

　　因战乱等原因，宋代原刊本及石刻碑均佚失。金大定二十六年（1186），平水闲邪瞆叟将此书加以增删补注，改编为五卷，题为《新刊补注铜人腧穴针灸图经》。该书卷一、卷二载十四经经脉原文、腧穴和十二经经穴图；卷三为针灸避忌之法、针灸避忌人神图、头面部腧穴主治和针灸法；卷四、卷五为肩背、颈胸、腹胁、四肢部腧穴的主治和针灸法。

《新刊补注铜人针灸腧穴图经》现存清宣统元年（1909）安徽贵池刘氏玉海堂影刻本；1955年人民卫生出版社据贵池刘氏玉海堂本影印本；近代黄竹斋对该书考订，整编成《重订铜人腧穴针灸图经》，1956年由人民卫生出版社出版。此次点校主要依据以下几个原则。

1. 选本。此次整理以清宣统元年（1909）贵池刘氏玉海堂据元刊本影刻本为底本，黄竹斋《重订铜人腧穴针灸图经》为对校本。

2. 原书竖排改为横排。采用现代标点方法，对原文进行重新句读。凡书中用"右""左"字代表上下文者，分别按横排习惯改为"上""下"字。

3. 底本中的繁体字、异体字、古今字一律予以径改，均用标准简体字，不出注。

4. 凡底本与校本互异，若显系底本脱误衍倒者，予以勘正，并出校注明。若难以判定是非，或两义均通者，则出校并存。若属一般性虚词，或义引、节引他书而无损文义者，或底本不误而显系校本错误者，一般不予处理。凡底本中大字误作小字，或小字误作大字者，则据文义、体例予以勘正。凡底本与校本虽同，但据本书体例、文义判定确属有误者，亦予以勘正，并出校说明。若虽疑有误而难以判定者，则不妄改，只出校注明疑误、疑衍、疑脱、疑倒之处。

5. 凡属书名一律加书名号，不出校。

6. 腧穴名称改为现代标准腧穴名，不出注。如"飞阳"

改为"飞扬","肺腧"改为"肺俞","付阳"改为"跗阳","或中"改为"彧中","步部"改为"步廊"等,不出注。

校注者

2025 年 6 月

《新刊补注铜人腧穴针灸图经》序

翰林学士兼侍读学士景灵官判官起复朝奉大夫尚书左司郎中知制诰判集贤院权尚书都省柱国泗水县开国男食邑三百户赐紫金鱼袋臣夏竦奉圣旨撰。

臣闻圣人之有天下也，论病以及国，原诊以知政。王泽不流，则奸生于下，故辨淑慝以制治；真气不荣，则疢动于体，故谨医砭以救民。昔我圣祖之问岐伯也，以为善言天者，必有验于人。天之数十有二，人经络以应之，周天之度三百六十有五，人气穴以应之。上下有纪，左右有象，督任有会，腧合有数。穷妙于血脉，参变乎阴阳，始命尽书其言，藏于金兰之室。洎雷公请问其道，乃坐明堂以授之，后世之言明堂者以此。由是灸针刺之术备焉，神圣工巧之艺生焉。若越人起死，华佗愈躄，王纂驱邪，秋夫疗鬼，非有神哉，皆此法也。去圣寖远，其学难精。虽列在经诀，绘之图素，而粉墨易糅，豕亥多讹。丸艾而坏肝，投针而失胃，平民受弊而莫赎，庸医承误而不思。非夫圣人，孰救兹患。洪惟我后，勤哀兆庶，迪帝轩之遗烈，祗文母之慈训，命百工以修政令，敕大医以谨方技。深惟针艾之法，旧列王官之守。人命所系，日用尤急。思革其谬，永济于民。殿中省尚药奉御王惟一，素授禁方，尤工厉石，竭心奉诏，精意参神。定偃侧于人形，正分寸于腧募，增古今之救验，刊日相之破漏，总会诸说，勒成三篇。上又以古经训诂至精，学者封执多失，传心岂如会目，著辞不若案形，复令创铸铜人为式，内分脏腑，旁注溪谷，井荥所会，孔穴所安，窍而达中，刻题于侧，使观者烂然而有第，疑者涣然而冰释。在昔未臻，唯帝时宪。乃命侍臣为之序引，名曰《新铸铜人腧穴针灸图经》，肇颁四方，景式万代，将使多瘠咸诏，巨刺靡差，案说蠲疴。若对谈与涪水，披图洞视，如旧饮于上池，保我黎蒸，介乎寿考。昔夏后叙六极以辨疾，帝炎问百药以惠人，固当让德今辰，归功圣域者矣。

　　　　时天圣四年岁次析木秋八月丙申谨上

目　录

黄帝内经云云

《黄帝内经》：凡人两手足各有三阴脉、三阳脉，以合为十二经脉也。手之三阴从脏走至手，手之三阳从手走至头，足之三阳从头下走至足，足之三阴从足上走入腹，络脉传注，周流不息。故经脉者，行血气，通阴阳，以荣于身者也。其始从中焦注手太阴、阳明，阳明注足阳明、太阴，太阴注手少阴、太阳，太阳注足太阳、少阴，少阴注手心主、少阳，少阳注足少阳、厥阴，厥阴复还注手太阴。其气常以平旦为纪，以漏水下百刻，昼夜行流，与天同度，终而复始也。

黄帝问答云云

黄帝问曰：余闻气穴三百六十五，以应一岁，未知其所，原卒闻之。岐伯稽首再拜，对曰：窘乎哉问也。其非圣帝，孰能穷其道焉？因请益意尽言其处。雷公问曰：禁服之言，凡刺之理，经脉为始，原闻经脉之始生。帝答曰：经脉者，所以决死生，处百病，调虚实，不可不通矣。

手足经络脉之图像 凡三相

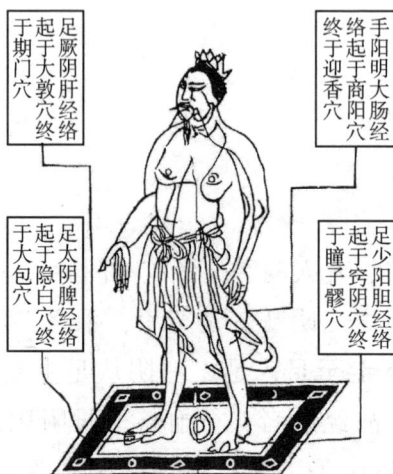

足厥阴肝经络起于大敦穴终于期门穴

手阳明大肠经络起于商阳穴终于迎香穴

足太阴脾经络起于隐白穴终于大包穴

足少阳胆经络起于窍阴穴终于瞳子髎穴

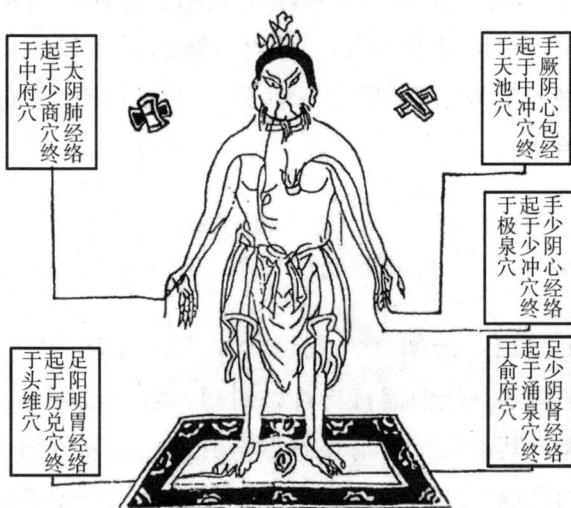

手太阴肺经络起于少商穴终于中府穴

手厥阴心包经起于中冲穴终于天池穴

手少阴心经络起于少冲穴终于极泉穴

足阳明胃经络起于厉兑穴终于头维穴

足少阴肾经络起于涌泉穴终于俞府穴

手足厥阴少阴太阴阳明胃经诸穴

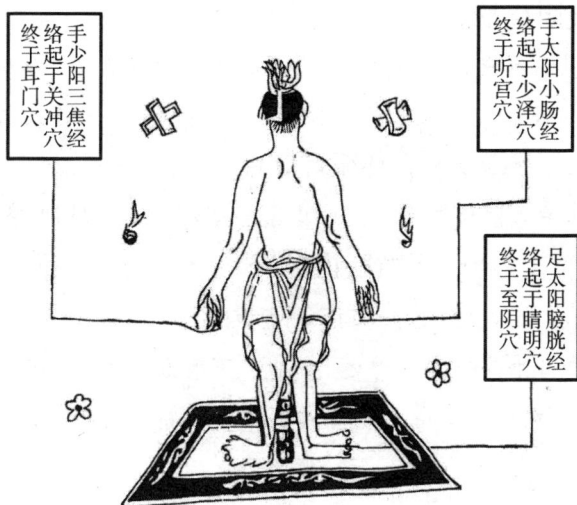

手少阳三焦经络起于关冲穴终于耳门穴

手太阳小肠经络起于少泽穴终于听宫穴

足太阳膀胱经络起于睛明穴终于至阴穴

手足太阳少阳膀胱三焦经络诸穴

手太阴肺之经

肺经诸穴之图并相

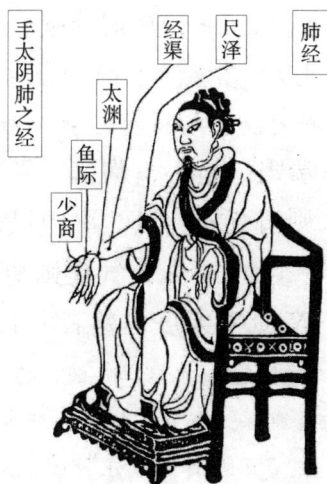

肺经

尺泽

经渠

太渊

鱼际

少商

手太阴肺之经

手太阴之脉，起于中焦中焦者，在胃中脘，主腐熟水谷。水谷精微上注于肺，肺行荣卫。故十二经脉自此为始，所以手太阴之脉起于中焦。又高承德云：中焦，乃脐中也，下络大肠大肠为肺之雄，故肺脉络大肠，环循胃口胃口谓胃之上口，贲门之位也，上膈属肺手太阴为肺之经，故其脉上膈属于肺，从肺系横出腋下腋，谓肩之里也，下循臑内臑，谓肩肘之间也，行少阴心主之前少阴在后，心主处中，而太阴行其前也，下肘中尺泽穴分也，循臂内上骨下廉上骨为臂之上骨也，下廉为上骨之下廉也，入寸口经渠穴，在此寸口中，上鱼鱼，谓手大指之后也，以其处如鱼之形，故曰鱼，循鱼际鱼际，谓手鱼之际有穴居此，故名曰鱼际也，出大指之端少商穴分也。其支者《针经》曰：支而横者为络。此手太阴之络别走阳明者也，穴名列缺，从腕后直出次指内廉，出其端手太阴自此交入手阳明。是动则病手太阴常多气少血，今气先病，是谓是动。《难经》曰：是动者，气也。此之谓乎，肺胀满，膨膨而喘咳膨膨，谓气不宣畅也，缺盆中痛缺盆穴名，在肩下横骨陷中，言其处如缺豁之盆，故名曰缺盆，甚则交两手而瞀《太素》注云：瞀，低目也，是谓臂厥肘前曰臂，气逆曰厥。主肺所生病者邪在气留而不去，则传之于血也，血既病矣，是气之所生。故云：所生病也。《难经》曰：所生病者，血也。斯之谓乎，咳嗽，上气，喘喝，烦心，胸满，臑臂内前廉痛，掌中热。气盛有余，则肩背痛，风汗出中风，小便数而欠数，频也。欠，少也，言小便频而少也，气虚则肩背痛寒，少气不足以息，溺色变，卒遗失无度，盛者寸口大三倍于人迎，虚者则寸口反小于人迎也。寸口、人迎，诸书不同。有言寸口、人迎者，有言脉口、人迎者，有言气口、人迎者，然则气口、脉口与寸口异也，同乎？按《五脏别论》注云：寸口可以候气之盛衰，故云气口；可以切脉之动静，故云脉口。由是则脉口、气口，皆寸口也，观丁德用二难图可知矣。气口、人迎在颈，而法取于手也。左手关前一分，人迎之位也。右手关前一分，气口之位也。候气口以知阴，候人迎以知阳。知阳知阴，而盛躁明矣，明盛躁而死生定矣。扁鹊所谓经脉十二、络脉十二，皆因其原如环之无端，转相激灌，朝于寸口、人迎，以处百病而决死生也者，正谓兹矣。人迎主外，寸口主中，两者相应，俱往俱来，若引绳小大齐等命之曰平。若其不一，谓之有病。《素问》云：人迎盛，病在三阳；寸口盛，病在三阴。若细而言之，则人迎一盛，病在足少阳；一盛而躁，在手少阳。人迎二盛，病在足太阳；二盛而躁，在手太阳。人迎三盛，病在足阳明；三盛而躁，在手阳明。人迎四盛已上，谓之格阳。寸口一盛，病在足厥阴；一盛而躁，在手心主。寸口二盛，病在足少阴；二盛而躁，在手少阴。寸口三盛，病在足太阴；三盛而躁，在手太阴。寸口四盛已，上谓之关阴。若寸口、人迎俱盛四倍已上，谓之关格。关格者，不得尽其命而死矣。是以人迎三盛，泻足少阳，补足厥阴，二泻一补，日一取之，躁取之手；人迎二盛，泻足太阳，补足少阴，二泻一补，二日一取之，躁取之手；人迎三盛，泻足阳明，补足太阴，二泻一补，日二取之，躁取之手。寸口一盛，泻足厥阴，补足少阳，二补一泻，日一取之，躁取之手；寸口二盛，泻足少阴，补足太阳，二补一泻，二日一取之，躁取之手；寸口三盛，泻足太阴，补足阳明，二补一泻，日二取之，躁取之手。寸口、人迎，皆必切而验之，气和乃止。今《脉经》言：盛者寸口大一倍于人迎，则是寸口三盛而躁，泻手太阴，补手阳明，一补二泻，日二取之者是也。虚者寸口反小于人迎，则是人迎三盛而躁，泻手阳明，补手太阴，二泻一补，日二取之者是也。余同此例。又《阴阳别论》注云：胃脘之阳者，谓人迎之气也，察其气脉动静大小，与脉口应否也。胃为水谷之海，故候其气而知病处。人迎在结喉两旁一寸五分，脉动应手，其脉之动，常左小而右大。左小常以候脏，右大常以候腑，气口在手鱼际之后一寸，皆可以候脏腑之气。

手太阴肺经左右二十二穴

少商二穴在手大指端内侧，去爪甲角如韭叶。

鱼际二穴在手大指本节后内侧散脉中。

太渊二穴在掌后陷中。

经渠二穴在寸口脉中。

列缺二穴在腕后一寸五分。

孔最二穴去腕上七寸。

尺泽二穴在肘约纹中。

侠白二穴在天府下，去肘上五寸。

天府二穴在腋下三寸，臂内廉。

云门二穴在巨骨下，侠气户旁各二寸陷中，动脉应手，举臂取之。

中府二穴在云门下一寸，乳上三肋间动脉应手。

手太阳小肠经

小肠经诸穴之图并相

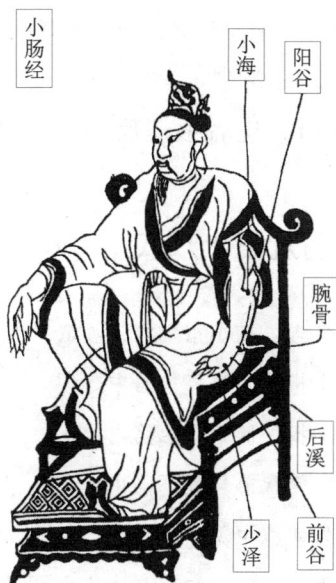

手太阳之脉，起于小指之端小指之端，少泽所居，循手外侧手外侧本节之前，前谷穴也；本节之后，后溪穴也上腕腕前腕骨，腕中阳谷，出踝中，直上循臂骨下廉，出肘内侧两骨之间肘内两骨间，小海穴在焉，上循臑外后廉，出肩解，绕肩胛，交肩上，入缺盆，向腋络心心为小肠之雌，故小肠脉络于心，循咽，下膈，抵胃，属小肠手太阳为小肠之经，故其脉属小肠。其支者，从缺盆贯颈，上颊，至目锐眦《针经》曰：目眦外决于面者，为锐眦，却入耳中。其支者，别颊上䫏，抵鼻至目内眦手太阳自此交入足太阳，斜络于颧颧，谓颊骨也。是动

则病手太阳常多血少气，今气先病，是谓是动也，嗌痛，颔肿颔，谓颊下也，不可回顾，肩似拔，臑似折。是主颊^①所生病者血受病于气之所生，故云所生病也。手太阳常血多气少，乃人之常数也，亦有异于常者。《灵枢经》曰：手太阳之上，血气盛，则多须，面多肉以平；血气皆少，则面瘦恶色。手太阳之下，血气盛，则掌中肉充满；血气皆少，则掌瘦以寒。由此则手太阳血气多少可得而知也，耳聋，目黄，颊颔肿，颈、肩、臑、肘臂外后廉痛。盛者人迎再倍于寸口，虚者人迎反小于寸口也。

手太阳小肠经左右凡三十八穴

少泽二穴一名少吉。在小指之端，去爪甲下一分。

前谷二穴在手小指外侧本节前陷中。

后溪二穴在手小指外侧本节后陷中。

腕骨二穴在手外侧腕前起骨下陷中。

阳谷二穴在手外侧腕中兑骨下陷中。

养老二穴在踝骨上一空，在后一寸陷中。

支正二穴在腕后五寸，别走少阴。

小海二穴在肘内大骨外，去肘端五分陷中。

肩贞二穴在肩曲胛下两骨解间。

臑俞二穴在挟肩髎后大骨下胛上廉陷中。

天宗二穴在秉风后大骨下陷中。

秉风二穴在天髎外，肩上小髃后，举臂有空。

曲垣二穴在肩中央曲胛陷中。

---

① 颊：按《灵枢·经脉》，此处"颊"应为"液"。

肩外俞二穴在肩胛上廉去脊三寸。

肩中俞二穴在肩胛内廉去脊二寸。

天窗二穴一名窗笼。在颊大筋前，曲颊下，扶突后动脉陷中。

天容二穴在耳下曲颊后。

颧髎二穴在面颊骨下廉。

听宫二穴在耳中，珠子大如小豆是。

手阳明大肠经

大肠经诸穴之图并相

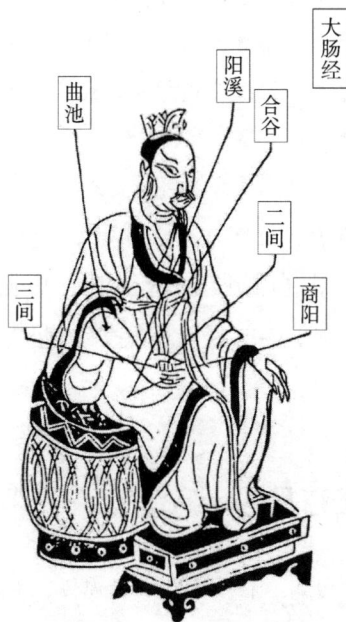

手阳明之脉起于大指次指之端内侧次指之端，商阳穴在焉，循指上廉，出合谷两骨之间合谷，穴名也，在此两骨之间，上入

两筋之中阳溪穴居也，循臂上廉臂之上廉，偏历之分，手阳明之终也，入肘外廉曲池穴分也，上循臑外前廉，上肩，出髃骨之前廉髃骨，谓肩髃之骨也。故肩髃穴在此髃骨之端，故亦名髃骨，上出柱骨之会上《气府论》注云：柱骨之会，乃天鼎穴也。在颈缺盆上，直扶突、气舍后，同身寸之半寸是也，下入缺盆，络肺肺为大肠之雌，故大肠脉络于肺，下膈，属大肠手阳明为大肠之经，故其脉属大肠。其支者，从缺盆上颈结喉之后曰颈，颈后曰项，贯颊颊谓面旁也，入下齿中，还出挟口，交人中人中，一名水沟，在鼻柱之下，左之右，右之左，上挟鼻孔手阳明自此交入足阳明。是动则病手阳明常多气少血，今气先病，是谓是动也，齿痛，颐肿颐，谓准之秀骨也。是主津所生病者血受病于气，是气之所生，故云所生病也。手阳明血气常多，乃人之常数也，亦有异于常者。《灵枢经》曰：手阳明之上，血气盛则髭美，血少气多则髭恶，血气皆少则无髭。手阳明之下，血气盛则腋下毛美，手鱼肉以温，血气皆少则手瘦寒。由此，则手阳明血气多少可得而知也，目黄，口干，鼽衄王冰曰：鼻中水出曰鼽，血出曰衄，喉痹，肩前臑痛，大指次指痛不用。气有余，则当脉所过者热肿；虚则寒栗不复栗，战也。阴气盛，阳气不足，则为寒栗。盛者人迎大三倍于寸口，虚者人迎反小于寸口也。

手阳明大肠经左右凡四十穴

商阳二穴一名绝阳。在手大指次指内侧，去爪甲角如韭叶。

二间二穴一名间谷。在手大指次指本节前内侧陷中。

三间二穴一名少谷。在手大指次指本节后内侧陷中。

合谷二穴一名虎口。在大指歧骨间。

阳溪二穴一名中魁。在腕中上侧两筋陷中。

偏历二穴在腕中后三寸。

温溜二穴在腕后，小士六寸，大士五寸。

下廉二穴在辅骨下，去上廉一寸。

上廉二穴在三里下一寸。

三里二穴在曲池下二寸。

曲池二穴在肘外辅骨，屈肘曲骨之中。

肘髎二穴在肘大骨外廉陷中。

五里二穴在肘上三寸脉中。

臂臑二穴在肘上七寸。

肩髃二穴在肩端两骨间。

巨骨二穴在肩端上行两叉骨间。

天鼎二穴在颈缺盆直扶突后一寸。

迎香二穴一名冲阳。在禾髎上鼻孔旁。

扶突二穴在人迎后一寸五分。

禾髎二穴一名长频。直鼻孔挟水沟旁五分。

足厥阴肝经

肝经诸穴之图并相

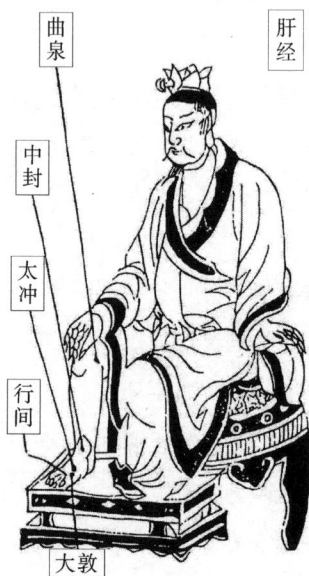

曲泉
中封
太冲
行间
大敦
肝经

　　足厥阴之脉，起于大指聚毛之际<small>聚毛，大敦穴分也</small>。《素问》曰：厥阴之根，起于大敦，上循足跗上廉<small>太冲穴在焉，去内踝一寸中封之位也</small>，上踝八寸，交出太阴之后<small>足厥阴行足太阴之前，上踝八寸，而厥阴复出太阴之后也</small>，上腘内廉<small>曲泉穴分也</small>，循股阴，入毛中，环阴器，抵少腹，挟胃属肝<small>足厥阴为肝之经，故其脉属于肝</small>，络胆<small>胆者，肝之雄，故肝脉络于胆</small>，上贯膈，布胁肋，循喉咙之后，入颃颡<small>《灵枢经》曰：颃颡者，分气之泄池，连目系，上出额，与督脉会于巅。其支者，从目系下颊里，环唇内。其支者，复从肝别贯膈，上注肺中<small>足厥阴自此行入手

太阴。**是动则病**足厥阴常多血少气，今气先病，是谓是动也，**腰痛
不可以俯仰**《素问》曰：前谓腰脊痛不可以俯仰者，三月一振，荣
华万物，一俯而不仰也。**丈夫㿉疝，妇人少腹肿**《素问》所谓㿉
疝、妇人少腹肿者，厥阴者，辰也。三月阳中之阴，邪在中，故曰㿉
疝、少腹肿也，**甚则嗌干**《素问》所谓甚则嗌干热中者，阴阳相搏而
热，故嗌干也。**面尘脱色**面如有尘，而其色脱去也。**是主肝所生病
者**血受病于气，是气之所生，故云所生病也，**胸满，呕逆，洞泄**风
中其经，内舍于肝，肝气乘脾，故为洞泄矣，**狐疝**狐夜不得尿，日出
方得，人之所病与狐同候，故曰狐疝，**遗溺，闭癃**遗溺谓不禁，闭癃
谓不行也。盛者寸口大一倍于人迎，虚者寸口反小于人迎也。

足厥阴肝经左右凡二十六穴

大敦二穴在足大指端，去爪甲如韭叶。

行间二穴在足大指间，动脉应手。

太冲二穴在足大指本节后二寸，或一寸半动脉中。

中封二穴在足内踝前一寸，仰足而取之。

蠡沟二穴在内踝上五寸。

中都二穴一名中郄，在内踝上七寸。

膝关二穴在犊鼻下二寸陷中。

曲泉二穴在膝内辅骨下，大筋上，小筋下陷中。

阴包二穴在膝上四寸，股内廉两筋间。

五里二穴在气冲下三寸，阴股中动脉。

阴廉二穴在扶突下，去气冲三寸。

章门二穴一名长平，一名胁髎。在大横外直脐旁。

期门二穴在不容旁一寸五分，直乳第二肋端。

足少阳胆经

胆经诸穴图并相

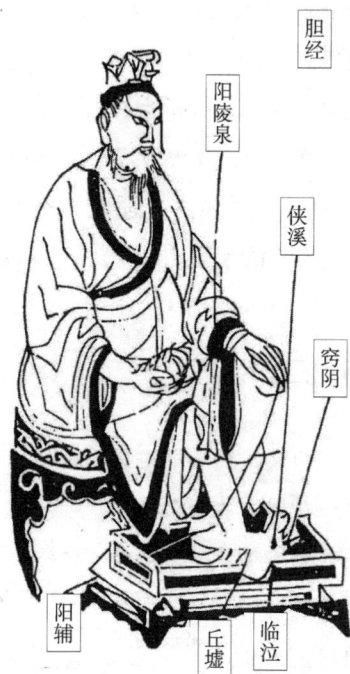

足少阳之脉，起于目锐眦，上抵头角，下耳后，循颈行手少阳之脉前，至肩上却交出手少阳之后足少阳循颈行手少阳之前，至肩上，手少阳复在足少阳之前①，入缺盆。其支别者，从耳后入耳中，出走耳前，至目锐眦，下大迎，合手少阳于顿，下加颊车，下颈，合缺盆。以下胸中，贯膈，络肝肝为胆之雌，故胆脉络于肝，属胆足少阳为胆之经，故其脉属于胆，循胁

---

① 前：当作"后"。

里，出气冲气冲在腹脐下横骨两端鼠蹊上，同身寸之一寸动脉中，绕毛际横入髀厌中髀厌中，环跳穴分也。其直者，从缺盆下腋，循胸，中过季胁胁骨曰肋，肋尽处曰季胁，下合髀厌中。以下循髀阳髀阳，髀外也，出膝外廉阳陵泉穴分也，下外辅骨之前辅骨谓辅佐胻骨之骨，在胻之外，直下抵绝骨之端阳辅，居此绝骨之端，下出外踝之前丘墟穴分也，循足跗上，出小指次指之端次指之端，窍阴所居。《素问》云：少阳之根，起于窍阴。其支者，从跗上入大指歧骨内，出其端，还贯爪甲，出三毛足少阳自此交入足厥阴。是动则病足少阳常少血多气，今气先病，是谓是动，口苦《素问》云：口苦者，病名胆瘅也。此人数谋虑不决，故胆虚气上溢而口为之苦，治之以胆募俞，善太息《灵枢经》曰：人忧思则心系急，心系急则气道约，约则不利，故太息以伸出之，心胁痛《素问》所谓心胁痛者，言少阳盛也。盛者，心之所表也。九月阳气盛而阴气藏，故心胁痛也，不能转侧《素问》所谓不可反侧者，九月阴气藏物，物藏则不动矣，故不可反侧也，甚则面微尘面微尘谓面如微尘，有触冒尘土之色也，体无膏泽，足外反热，是为阳厥。是主骨所生病者血受病于气，是气之所生，故云所生病也。足少阳血少气多，乃人之常数也，亦有异于常者。《灵枢经》曰：足少阳之上，血气盛，则通髯美长；血多气少，则通髯美短；血少气多，则少髯；血气皆少，则无须。感于寒湿，则善痹骨疼爪枯也。足少阳之下，血气盛，则胫毛美长，外踝肥；血多气少，则胫毛美短，外踝皮坚而厚；血少气多，则胫毛少，外踝皮薄而软；血气皆少，则无毛，外踝瘦无肉。又云：通髯极须者，少阳多血。由此足少阳血气多少可得而知也，头痛，角颔痛角颔，耳下曲角之颔也，以其脉下知颊车，故病如是也，目锐眦痛，缺盆中肿痛，腋下肿，马刀挟瘿马刀瘿者，《灵枢》曰：其痛坚而不溃者，为马刀挟瘿，汗出振寒以寒邪客其经，经虚则邪盛，故为振寒，疟疟，寒热之病也，指少阳之疟，寒热皆不甚，**胸胁、肋、髀、膝外至胫、绝骨、外踝前及诸节皆痛，小指次指不用**。盛者人迎大一倍于寸口，虚者人迎反小于寸口也。

足少阳胆经左右凡八十六穴

窍阴二穴在足小指次指端，去爪甲如韭叶。

侠溪二穴在足小指次指歧骨间本节前。

地五会二穴在足小指次指本节后。

临泣二穴在足小指次指本节后间陷中，去侠溪一寸半。

丘墟二穴在足外踝下，如前去临泣三寸。

悬钟二穴在外踝上三寸。

阳辅二穴在外踝上四寸，辅骨前，绝骨端如前三分。

光明二穴在外踝上五寸。

外丘二穴在外踝上七寸。

阳交二穴一名别阳。在外踝上七寸。

阳陵泉二穴在膝下一寸，外廉陷中。

阳关二穴在阳陵泉上三寸。

中渎二穴在髀骨外，膝上五寸。

环跳二穴在髀枢中。

居髎二穴在章门下八寸三分。

维道二穴在章门下五寸三分。

五枢二穴在带脉下三寸，水道旁一寸五分。

带脉二穴在季肋下一寸八分。

京门二穴一名气府，一名气俞。在监骨腰中，挟脊季肋外。

日月二穴在期门下五分，直乳第二肋下。

辄筋二穴在腋下三寸，腹前行一寸着胁。

渊腋二穴在腋下三寸宛宛中。

肩井二穴在肩上陷解中，缺盆上，大骨前。手足少阳、阳维之会。

风池二穴在颞颥后发际陷中。

脑空二穴一名颞颥。在承灵后一寸五分，挟玉枕骨下陷中。

承灵二穴在正营后一寸五分。

正营二穴在目窗后一寸。

目窗二穴一名至荣。在临泣后一寸。

临泣二穴当目上，直入发际五分。

阳白二穴在眉上一寸，直目瞳子。

本神二穴在曲差旁一寸五分，入发际。

完骨二穴在耳后入发际四寸。

窍阴二穴在完骨上，枕骨下。

浮白二穴在耳后入发际一寸。

天冲二穴在耳后入发际二寸。

率谷二穴在耳后入发际一寸五分。

曲鬓二穴在耳上发际曲隅陷中，鼓颔有空。

悬厘二穴在曲周上颞颥下。

悬颅二穴在曲周上颞颥中。

颔厌二穴在曲周下，颞颥上廉。

客主人二穴一名上关。在耳前上廉起骨，开口有空。

听会二穴在耳前陷中，开口有空。

瞳子髎二穴在目外眦五分。

足少阴肾经

肾经诸穴图并相

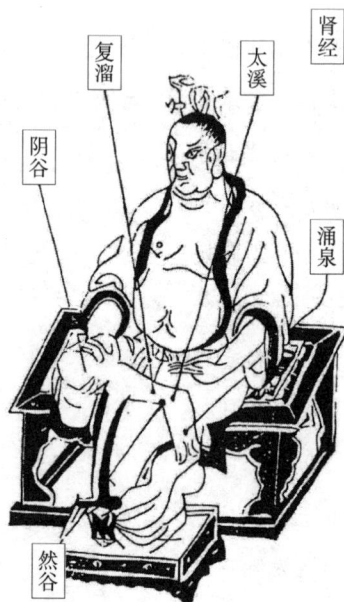

足少阴之脉，起于小指之下，斜趋足心足心，涌泉穴分也。《素问》曰：少阴之根，起于涌泉穴，出然骨之下然谷所居，《素问》云：刺足下布络中脉，血不出为肿，循内踝之后太溪穴分也，别入跟中大钟在此跟中，足少阴之络别入太阳之络，以上踹①内复溜在内踝上，同身中之二寸踹分中，出腘内廉阴谷居此腘内廉，上股内后廉，贯脊属肾足少阴肾之经，故其脉属于肾，络膀胱膀胱为肾之雄，故脉络膀胱。其直者，从肾上贯肝膈，入肺中，循

---

① 踹：通"腨"。

喉咙，挟舌本。其支者，从肺出络心，注胸中足少阴自此交入手心主。是动则病足少阴常少血多气，今气先病，是谓是动也，饥不欲食，面黑如炭色一作地色。《素问》曰所谓面黑如地者，和气内夺，故变于色也，咳唾则有血《素问》所谓咳则有血者，阳脉伤也。阳气未盛于上，而脉满，满则咳，故血见于鼻也，喉鸣而喘以其脉入肺中，循喉咙故尔，坐而欲起，目䀮䀮如无所见《素问》所谓不能久立、久坐，明目䀮䀮无所见者，万物阴阳不定，未有生也。秋气始至，微霜始下，而方杀万物，阴阳内夺，目䀮䀮无所见也，心悬若饥状，气不足则善恐，心惕惕若人将捕之《素问》所谓善恐如人将捕之者，秋气满未有毕去，阴气少，阳气入，阴阳相搏，故恐也，是谓骨厥肾主骨，骨厥则肾气逆也。是主肾所生病者血受病也，血是气之所生也，故云所生病也，口热、舌干、咽肿，上气，嗌干及痛，烦心，心痛，黄疸，肠澼，脊、臀股内后廉痛，痿、厥，嗜卧人冒暑热之毒，舍于肾，肾乃水脏也。水不胜火，则骨与髓虚，故足不任身而痿厥生焉。痿则无力，故嗜卧也，足下热而痛，灸则强食生肉，缓带被发，大杖重履而步。盛者寸口大再倍于人迎，虚者寸口反小于人迎也。

足少阴肾之经左右凡五十四穴

涌泉二穴一名地冲。在足心陷中，屈足卷指宛宛中。

然谷二穴一名龙渊。在足踝前大骨下陷中。

太溪二穴在足内踝后跟骨上动脉陷中。

大钟二穴在足跟后冲中。

照海二穴在足内踝下，阴跷脉所生。

水泉二穴去太溪下一寸，在内踝下。

复溜二穴一名伏白，一名冒阳。在足内踝上二寸。

交信二穴在内踝上二寸，少阴前，太阴后。

筑宾二穴在内踝上腨分中，阴维之郄。

阴谷二穴在膝内辅骨后，大筋下，小筋上。

横骨二穴在大赫下一寸。

大赫二穴一名阴维，一名阴关。在气穴下一寸。

气穴二穴一名子户。在四满下一寸。

四满二穴一名髓府。在中注下一寸。

中注二穴在肓俞下一寸。

肓俞二穴在商曲下一寸，去脐旁五分。

商曲二穴在石关下一寸。

石关二穴在阴都下一寸，足少阴之会。

阴都二穴一名食宫。在通谷下一寸。

通谷二穴在幽门下一寸。

幽门二穴一名上门。在巨阙旁相去各五分。

步廊二穴在神封下一寸六分。

神封二穴在灵墟下一寸六分。

灵墟二穴在神藏下一寸六分。

神藏二穴在彧中下一寸六分。

彧中二穴在俞府下一寸六分陷中。

俞府二穴在巨骨下，璇玑旁二寸陷中。

卷 二

手少阴心之经

心经诸穴之图并相

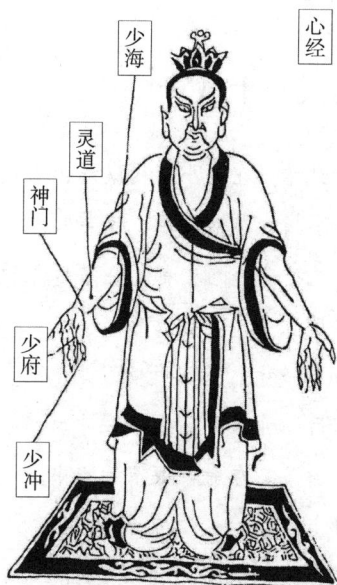

手少阴之脉，起于心中，出属心系，下膈，络小肠小肠，心之雄，故心脉络小肠也。其支者，从心系，上挟咽喉，目系。其直者，复从心系却上肺，下出腋下，下循臑内后廉，行太阴、心主之后太阴心主行臑之前，而少阴出其后也，下肘内廉肘内横纹，少海所居，循臂内后廉，抵掌后灵道在掌

后，同身寸之一寸五分锐骨之端神门穴分也，入掌内后廉少府所居，循小指之内，出其端少冲居此小指内侧，手少阴脉自此交入手少阳也。是动则病手少阴常少血多气，今气先病，是谓是动也，嗌干，心病，渴而欲饮，是谓臂厥。是主心所生病者血受病于气，是气之所生，故云所生病也，目黄，胁痛，臑臂内后廉痛厥，掌中热。盛者寸口大再倍于人迎，虚者寸口反小于人迎也。心者，君主，大宜其实坚固，不受诸邪，邪客之则死矣。其有病，乃在心之包络也，故治病者治包络之经，无绝其君焉。故《灵枢经》曰：少阴无愈，外经受邪者，正谓此也。

手少阴心经左右凡一十八穴

少冲二穴一名经始。在手小指内廉端，去爪甲如韭叶。

少府二穴在手小指本节后陷中，直劳宫。

神门二穴一名兑冲，一名中都。在掌后兑骨端。

阴郄二穴在掌后脉中，去腕五分。

通里二穴在腕后一寸。

灵道二穴在掌后一寸五分，或曰一寸。

少海二穴一名曲节。在肘内廉节后陷中。

青灵二穴在肘上三寸。

极泉二穴在臂内腋下筋间，动脉入胸。

手厥阴心包经

心包经诸穴之图 并相

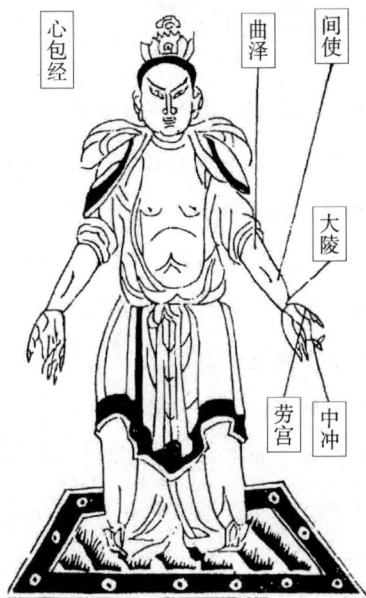

手厥阴心主之脉，起于胸中，出属心包，下膈，历络三焦三焦为心包之雄，故心包脉历络三焦之经。其支者，循胸出胁，下腋三寸，上抵腋下，下循臑内，行太阴、少阴之间太阴行臑之前，少阴行臑之后，而心主行其中也，入肘中曲泽穴分也，下臂行两筋之间两筋之间，间使所居，入掌中劳宫所在也，循中指，出其端中冲，在此中指之端。其支者，别掌中，循小指次指出其端手心主自此交入手少阳。是动则病手厥阴常多血少气，今气先病，是谓是动也，手心热，肘、臂挛急肘臂挛急，盖谓屈而不伸也，腋肿，甚则胸胁支满，心中澹澹席延赏云：澹澹，水摇

也大动，面赤，目黄，善笑不休。是主包脉所生病者_{血受病于}_{气，是气之所生，故云所生病也}，烦心，心痛，掌中热。盛者寸口大一倍于人迎，虚者寸口反小于人迎也。

手厥阴心包经左右凡一十八穴

中冲二穴_{在手中指之端，去爪甲如韭叶。}

劳宫二穴_{在掌中央，屈无名指取之。}

大陵二穴_{在掌后两筋间陷中。}

内关二穴_{在掌后去腕二寸。}

间使二穴_{在掌后三寸两筋间陷中。}

郄门二穴_{在掌后去腕五寸。}

曲泽二穴_{在肘内廉下陷中，屈肘得之。}

天泉二穴_{一名天湿。在曲腋下，去臂二寸，举臂得之。}

天池二穴_{一名天会。在腋下，乳后一寸，着胁撅肋间。}

足太阳膀胱经

膀胱经诸穴图并相

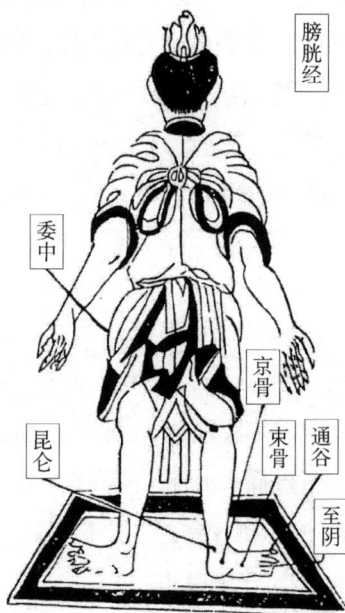

足太阳之脉，起于目内眦内眦，谓目之大眦也，上额，交巅上巅，顶也。顶中央有旋毛可容豆，乃三阳五会也。其支者，从巅至耳上角。其直者，从巅入络脑项为中，顶前曰囟，顶后曰脑，顶左右曰角，还出别下项，循肩膊内，挟脊抵腰中，入循膂，络肾肾为膀胱之雌，故膀胱脉络于肾，属膀胱足太阳为膀胱之经，故其脉属膀胱。其支者，循腰中，下会于后阴，下贯臀，入腘中腘，谓膝解之后，曲脚之中，委中穴分也。其支者，从膊内左右别下贯胛胛中，两髀骨下竖起肉也，挟脊内，

过髀枢环跳穴在此髀枢中。《素问》曰：髀枢，中各一者，正谓此焉，循髀外后廉下合腘中，以下贯腨内，出外踝之后外踝之后，昆仑所居焉，循京骨京骨穴名也。太阳之原，在外侧大骨下，至小指外侧端小指外侧至阴穴分也。《素问》云：太阳之根，起于至阴，足太阳自此交入足少阴也。是动则病足太阳常多血少气，今气先病，是谓是动也，冲头痛，目似脱，项似拔，脊痛，腰似折，髀不可以曲，腘如结，腨如裂，是谓踝厥。是主筋所生病者血受病于气，是气之所生，故云所生病也。足太阳血多气少，乃人之常数也，亦有异于常者。《灵枢经》曰：足太阳之上，血气盛则美眉有毫毛，血多气少则恶眉面多少理，血少气多则面多肉，血气和则美色。足太阳之下，血气盛则跟肉满踵坚，气少血多则瘦跟空，血气皆少则喜转筋踵下痛。只曰美眉者，太阳多血。由此足太阳血气多少可得而知也，痔，疟，狂，癫疾《素问》云：所谓狂癫疾者，阳尽在上，而阴气从下，头脑顶痛，目黄，泪出，衄衊，项背、腰、尻、腘、腨、脚皆痛，小指不用足太阳行身之阳，故头脑、项、背、腰、尻、腘、腨、脚皆痛，小指不用也。盛者人迎大再倍于寸口，虚者人迎反小于寸口也。

足太阳膀胱经左右凡一百二十六穴

　　至阴二穴在足小指外侧，去爪甲角如韭叶。
　　通谷二穴在足小指外侧，本节前陷中。
　　束骨二穴在足小指外侧，本节后陷中。
　　金门二穴一名关梁。在足外踝下。
　　京骨二穴在足外侧大骨下赤白肉际。
　　申脉二穴在外踝下陷中，阳蹻脉所生。

仆参二穴一名安邪。在跟骨下陷中。

昆仑二穴在足外踝后，跟骨上陷中。

跗阳二穴在外踝上三寸。

飞扬二穴一名厥阳。在外踝上七寸。

承山二穴一名鱼腹，一名肠山，一名肉柱。在兑腨肠下分肉间。

承筋二穴一名腨肠。在腨肠中央陷中。

合阳二穴在膝约中央下二寸。

委中二穴在腘中约纹中动脉。

委阳二穴在承扶下六寸，屈身取之。

浮郄二穴在委阳上一寸。

殷门二穴在肉郄下六寸。

承扶二穴一名肉郄，一名阴关，一名皮部。在尻臀下，股阴冲上纹中央。

秩边二穴在第二十一椎下两旁各三寸陷中。

胞肓二穴在第十九椎下两旁各三寸。

志室二穴在第十四椎下两旁各三寸。

肓门二穴在第十三椎下两旁各三寸。

胃仓二穴在第十二椎下两旁各三寸。

意舍二穴在第十一椎下两旁各三寸。

阳纲二穴在第十椎下两旁各三寸。

魂门二穴在第九椎下两旁各三寸。

膈关二穴在第七椎下两旁各三寸陷中。

谚语二穴在肩髆内廉，挟脊第六椎下，两旁各三寸。

神堂二穴在第五椎下两旁各三寸。

膏肓俞二穴在第四椎下，近五椎上两旁各三寸。出《千金》

《外台》《内经》。

魄户二穴在第三椎下两旁各三寸。

附分二穴在第二椎下内廉，两旁相去各三寸。

会阳二穴一名利机。在阴尾骶骨两旁。

下髎二穴在第四空挟脊陷中。

中髎二穴在第三空挟脊陷中。

次髎二穴在第二空挟脊陷中。

上髎二穴在第一空腰髁下一寸，挟脊陷中下，下同。

白环俞二穴在二十一椎下两旁各一寸五分。

中膂俞二穴在第二十椎下，挟脊两旁各一寸五分，上同。

膀胱俞二穴在第十九椎下，两旁各一寸五分。

小肠俞二穴在第十八椎下，两旁各一寸五分。

大肠俞二穴在第十六椎下，两旁各一寸五分。

肾俞二穴在第十四椎下，两旁各一寸五分。

三焦俞二穴在第十三椎下，两旁各一寸五分。

胃俞二穴在第十二椎下，两旁各一寸五分。

脾俞二穴在第十一椎下，两旁各一寸五分。

胆俞二穴在第十椎下，两旁各一寸五分。

肝俞二穴在第九椎下，两旁各一寸五分。

膈俞二穴在第七椎下，两旁各一寸五分。

心俞二穴在第五椎下，两旁各一寸五分。

厥阴俞二穴在第四椎下，两旁各一寸五分。出《山眺附经》。

肺俞二穴在第三椎下挟脊相去各一寸五分。

风门二穴一名热府。在第二椎下两旁各一寸五分。

大杼二穴在第一椎下两旁相去各一寸五分。下同。

天柱二穴挟项后发际，大筋外廉陷中。

玉枕二穴在络却后一寸五分，挟脑户旁一寸三分。

络却二穴一名强阳，一名脑盖。在通天后一寸五分。

通天二穴一名天伯。在承光后一寸五分。

承光二穴在五处后一寸五分。

五处二穴挟上星旁一寸五分。

曲差二穴挟神庭旁一寸五分，入发际。

攒竹二穴一名始光，一名光明，一名员柱。在两眉头陷中。

睛明二穴在目内眦，五脉之会。

足阳明胃经

胃经诸穴图并相

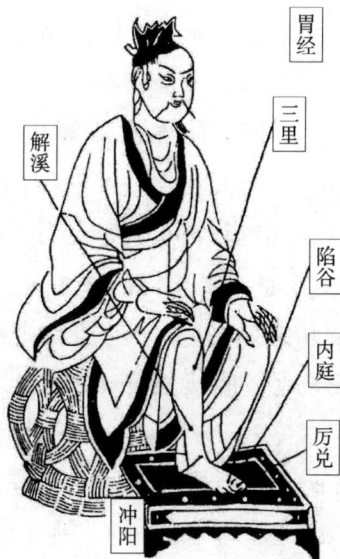

足阳明之脉，起于鼻，交頞中两目之间、鼻拗深处谓之頞中，旁约太阳之脉足太阳起于目眦，而阳明旁行约之，下循鼻外迎香穴分也，入上齿中，还出挟口，环唇，下交承浆承浆，穴名也，在颐前唇下宛宛中，却循颐后下廉，出大迎大迎之穴，在曲颔前，同身寸之一寸二分陷者中，循颊车颊车，谓颊之牙车也。言足阳明脉循此颊车而行，故颊车穴在耳下曲颊之端陷中，上耳前，过客主人客主人在耳前起骨，开口有空处，循发际，至额颅。其支者，从大迎前下人迎人迎在结喉两旁，大脉动应手是也，循喉咙，入缺盆，下膈，属胃足阳明胃之经，故其脉属于胃也，络脾脾者，胃之雌，故胃脉络于脾也。其直者，从缺盆下乳内廉，下挟脐，入气冲中气冲，穴名也。在股下，挟脐两旁相去同身寸之四寸鼠蹊上，或云在毛际两旁鼠蹊上，乃三焦之道路，故云气冲，或曰在归来下，同身寸之一寸。其支者，起胃下口胃下口，即小肠上口也，此处名幽门，循腹里，下至气冲中而合，以下髀关，抵伏兔伏兔穴，在膝上同身寸之六寸，下入膝膑中膑，谓膝之盖骨也，下循胻外廉胻外廉，三里穴分也，下足跗跗，谓足上也，冲阳穴在焉，入中指内间。其支者，下膝三寸而别，以下入中指外间。其支者，别跗上，入大指间，出其端大指间，次指之端也，厉兑所居焉。《素问》云：阳明根起于厉兑。足阳明自此交入足太阴。是动则病足阳明常多气多血，今气先病是谓是动也，凄凄然凄凄然，不乐之貌，振寒寒气客于经，则阴气盛，阳气虚，故为振寒，善伸伸，谓伸努筋骨也，数欠，颜黑颜，额也，病至则恶人足阳明厥则喘，而惋惋则恶人也与火足阳明气血常盛，邪客之则热，热甚则恶火，闻木音则惕然而惊胃，土也。木能克土，故闻木音，则惕然而惊，心动谓心不安也，欲独闭户牗而处处，居也。阴阳相搏，阳尽阴盛，故欲独闭户牖而居，以其恶喧尔，**甚则欲上高而歌**甚，谓盛也。阳盛则四肢实，实则能登高也。歌者以阳主喜，故其声为歌耳，**弃衣而走**热盛于身故弃衣也，以阳主动故走也，**贲响腹胀，是谓骭厥**骭，胫之别名也。**是主血所生病者**血受病于气，是气之所生，故云所生病也。足阳明血气常多，乃人之常数也，亦有异于常者。《灵枢经》曰：足阳明之上，血气盛，则髯美长；血少气多，则髯短；气少血多，则髯少；血气皆少，则无髯，两吻多画。足阳明之下，血气盛，则下毛美，长至胸；血多气少，则下毛美，短至脐，行则善高举足，足指少肉，足善寒；血少气多，则肉面善瘃；血气皆少，则无毛，有则稀枯悴，善痿厥足痹。又云：美髯者，阳明多血。由此则足阳明血气多少可得而知也，**狂，疟**足阳明病发，则多狂妄，**温淫，汗出**其体温壮，浸淫可止，汗出乃已，然已而复起，**鼽衄，口喝，唇胗**胗，谓唇疡也。**颈肿，喉痹，大腹水肿**胃为水谷之海，气虚弱则不能传化水谷，令水肿，因而留滞肠胃之间，其肿大，故曰大腹水肿，**膝膑肿痛，循膺、乳**胸旁曰膺，膺下曰乳、**街、股、伏兔**街谓气冲，股谓膝上也、**胻外廉、足跗上皆痛，中指不用。气盛则身以前皆热**气盛身热说在下文，**其有余于胃则消谷善饥**胃为水谷之海，其气有余则能消化水谷，故病善饥，**溺色黄；气不足则身以前皆寒**腹为阴，背为阳。足阳明行身之阴，其气盛，故身以前皆热；其气不足，故身以前皆寒栗。善行身之阳者，足太阳之谓也，**胃中寒则胀满**寒者，阴气也。阴主下，若阴气盛，则复上行，故病胀满。**盛者人迎大三倍于寸口也，然虚者乃人迎而反小于寸口也。**

足阳明胃经左右凡九十穴

厉兑在足大指次指端，去爪甲如韭叶。

内庭二穴在足大指次指外间陷中。

陷谷二穴在足大指次指之间本节陷中，去内庭二寸。

冲阳二穴一名会原。在足跗上五寸，骨间动脉上，去陷谷三寸。

解溪二穴在冲阳后一寸半，腕上陷中。

丰隆二穴在外踝上八寸，下廉胻外廉间，别走太阴。

下巨虚二穴一名下廉。在上廉下三寸。

条口二穴在下廉上一寸。

上巨虚二穴一名上廉。在三里下三寸。

三里二穴在膝下三寸，胻骨外大筋内宛宛中。

犊鼻二穴在膝膑下，胻骨上，挟解大筋中。

梁丘二穴在膝上三寸两筋间。

阴市二穴一名阴鼎。在膝上三寸，伏兔下。

伏兔二穴在膝上六寸，起肉是。

髀关二穴在膝上伏兔后交分是。

气冲二穴在归来下，鼠蹊上一寸动脉中。

归来二穴在水道下二寸。

水道二穴在大巨下三寸。

大巨二穴在外陵下一寸。

外陵二穴在天枢下一寸。

天枢二穴一名长溪，一名谷门。在肓俞旁一寸五分，挟脐二寸。

滑肉门二穴在太乙下一寸。

太乙二穴在关门下一寸。

关门二穴在梁门下一寸。

梁门二穴在承满下一寸。

承满二穴在不容下一寸。

不容二穴在幽门旁相去各一寸五分，下同。

乳根二穴在乳中下一寸六分陷中，仰而取之。

乳中二穴当乳中是也。

膺窗二穴在屋翳下一寸六分。

屋翳二穴在库房下一寸六分陷中。

库房二穴在气户下一寸六分陷中。

气户二穴在巨骨下俞府两旁，相去各二寸陷中，下同。

缺盆二穴一名天盖。在肩下横骨陷中。

气舍二穴在颈，直人迎下，挟天突陷中。

水突二穴一名水门。在颈大筋前，直人迎下，气舍上。

人迎二穴一名五会。在颈，大脉动应手，挟结喉旁一寸五分，以候五脏气。

大迎二穴在曲颔前一寸二分，骨陷中动脉。

地仓二穴一名胃维。挟口吻旁四分外。跷脉、足阳明之交会。

巨髎二穴挟鼻孔旁八分，直目瞳子。

四白二穴在目下一寸，直目瞳子。

承泣二穴在目下七分，直目瞳子。

颊车二穴在耳下，曲颊端陷中。

下关二穴在上关下，合口有空。

头维二穴在额角入发际，本神旁一寸五分。

手少阳三焦经

三焦经诸穴图并相

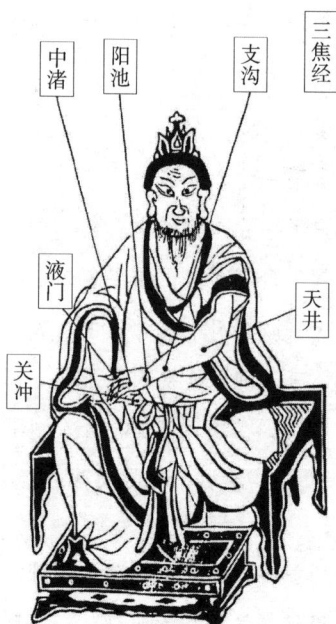

中渚　阳池　支沟　三焦经

液门　天井

关冲

手少阳之脉，起于小指次指之端次指端，关冲之位也，上出两指之间本节前液门、后中渚穴也，循手表腕阳池穴分也，出臂外两骨之间两骨间，支沟所在焉，上贯肘肘后，天井穴分也，循臑外上肩，而交出足少阳之后足少阳在手少阳之后，上肩，而手少阳复在其后，入缺盆，交膻中《难经》云：膻中在玉堂下，同身寸之一寸六分，直两乳内间是也，散络心包心包为三焦之雌，故三焦脉散络心包也，下膈，遍属三焦手少阳为三焦之经，故其脉遍属三焦。其支者，从膻中上出缺盆，上项，挟耳后，直上出耳上角，以屈下颊至䪼。其支者，从耳后入耳中，出走耳前，过客主人，前交颊，至目锐眦手少阳自此交入足少阳。是动则病手少阳常少血多气，今气先病，是谓是动也，耳聋，浑浑焞焞，嗌肿，喉痹。是主气所生病者血受病于气，是气之所生，故云所生病也。手少阳血少气多，乃人之常数也，亦有异于常者。《灵枢经》曰：手少阳之上，血气盛，则眉美以长，耳色美；血气皆少，则耳焦恶色。手少阳之下血气盛，则手拳多肉以温；血气少，则寒以瘦；气少血多，则瘦以多脉。由此则手少阳血气多少可得而知也，汗出，目锐眦痛，耳后、肩、臑、肘、臂外皆痛，小指次指不用。盛者人迎大一倍于寸口，虚者人迎反小于寸口也。

手少阳三焦经左右凡四十六穴

关冲二穴在手小指次指之端，去爪甲如韭叶。

液门二穴在手小指次指陷中。

中渚二穴在手小指次指本节后间。

阳池二穴一名别阳。在手表腕上陷中。

外关二穴在腕后二寸，别走心主。

支沟二穴在腕后三寸，两骨之间。

会宗二穴在腕后三寸空中。

三阳络二穴在臂上大交脉，支沟上一寸。

四渎二穴在肘前五寸，外廉陷中。

天井二穴在肘外大骨之后，肘上一寸陷中。

清泠渊二穴在肘上二寸。

消泺二穴在肩下臂外间，腋斜肘分下行。

臑会二穴在肩前廉，去肩头三寸。

肩髎二穴在肩端臑上，举臂取之。

天髎二穴在肩缺盆中，上毖骨之际陷中。

天牖二穴在颈大筋外，缺盆上，天容后，天柱前，完骨下，发际上。

翳风二穴在耳后尖角陷中。

瘈脉二穴在耳本后鸡足青脉中。

颅息二穴耳后青脉中。

丝竹空二穴一名目髎。在眉后陷中。

角孙二穴在耳郭中间上，开口有空。

和髎二穴在耳前兑发陷中。

耳门二穴在耳前起肉，当耳中缺者。

足太阴脾经

脾经诸穴之图并相

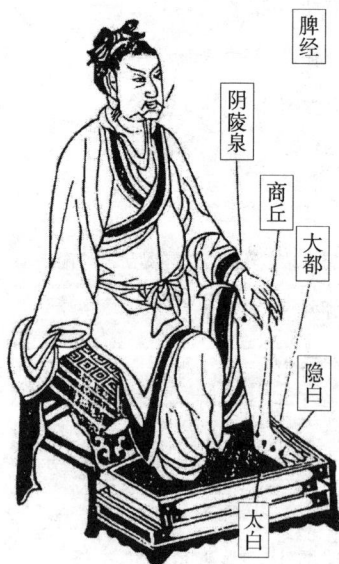

足太阴之脉，起于大指之端，循指内侧大指内侧，隐白所居。《素问》曰：太阴之根，起于隐白，白肉际，过核骨后核骨之下，太白所居焉，上内踝前廉商丘居此，内踝之前，上踹内踹，谓胫之鱼腹也，循胻骨后，交出厥阴之前厥阴行太阴之前，至胻骨之后，而太阴复在其前，上循膝膝下内侧，阴陵泉所在焉、股内前廉，入腹，属脾足太阴脾之经，故其脉属于脾，络胃胃者，脾之雄，故脾脉络于胃也，上膈，挟咽，连舌本舌本与会厌相连，发泄声音之所也，散舌下舌下有泉焉，乃脾之灵津也，道家饮此以延生，号曰华池。仲长统曰：漱舌下泉而咽之，名曰台仓。其支者，复从胃别，上膈，注心中足太阴自此交入手少阴。是动则病足太阴常多气少血，今气先病，是谓是动，舌本强，食则呕《素问》所谓食则呕者，物盛满而上溢，故呕也，胃脘痛以其脉络胃故耳，腹胀《素问》所谓病胀者，太阴子也。十一月万物气皆藏于中，故曰病胀，善噫《素问》曰：心为噫。今足太阴之阴气盛而上走于心，故为噫耳。以其脉支者，复从胃别上膈，注心中故也，得后与气，则快然如衰《素问》所谓得后与气则快然如衰者。十二月阴气下衰而阳气自出，故病如是，身体皆重以脾主肉，故脾病则身体重。是主脾所生病者血受病于气，是气之所生，故云所生病也，舌本痛，体不能动摇，食不下，烦心，心下急痛，寒疟凡疟先寒而后热者，谓之寒疟；先热而后寒者，谓之温疟；但热而不寒者，谓之瘅疟，溏瘕泄水下按《甲乙经》作溏泄疾水闭。溏泄，谓如鸭之溏也。《素问》所谓鹜溏者是矣，黄疸，不能卧，强立股膝内肿厥按《甲乙经》作好卧不能食肉，唇青，强立股膝内，足大指不用。盛者寸口大三倍于人迎，虚者寸口反小于人迎也。

足太阴脾之经左右凡四十二穴

隐白二穴在足大指内侧端，去爪甲角如韭叶。

大都二穴在足大指本节后陷中。

太白二穴在足内侧核骨下陷中。

公孙二穴在足大指本节之后一寸。

商丘二穴在足内踝下微前陷中。

三阴交二穴在内踝上三寸，骨下陷中。

漏谷二穴在内踝上六寸骨下陷中。

地机二穴一名脾舍。在别走上一寸空中，膝下五寸。

阴陵泉二穴在膝下内侧，辅骨下陷中。

血海二穴在膝膑上内廉，白肉际二寸。

箕门二穴在鱼腹上越筋间，阴股内动脉中。

冲门二穴去大横五寸，在府舍下，横骨端。

府舍二穴在腹结下三寸。

腹结二穴一名肠屈。在大横下三寸。

大横二穴在腹哀下三寸五分。

腹哀二穴在日月下一寸五分。

食窦二穴在天溪下一寸六分。

天溪二穴在胸乡下一寸六分。

胸乡二穴在周荣下一寸六分。

周荣二穴在中府下一寸六分陷中。

大包二穴在渊腋下三寸，九肋间。

督脉

督脉者，起于下极之腧，并于脊里，上至风府，入脑上巅，循额，至鼻柱。属阳脉之海也。中行凡二十七穴。

鼻柱下

素髎一穴在鼻柱上端。

水沟一穴一名人中。在鼻柱下人中。督脉、手阳明之交会。直唇取之也。

兑端一穴在唇上端。

龈交一穴在唇内，齿上龈缝筋中，督、任二脉之会。

额上行

神庭一穴直鼻上，入发际五分。督脉、足太阳、阳明三脉之会。

上星一穴在神庭后，入发际一寸。

囟会一穴在上星后一寸。

前顶一穴在囟会后一寸五分。

百会一穴一名三阳五会。在前顶后一寸五分，顶中央旋毛中，陷容豆。督脉、足太阳之交会。

顶后至项

后顶一穴一名交冲。在百会后一寸五分。

强间一穴一名大羽。在后顶后一寸五分。

脑户一穴一名匝风，一名合颅。在枕骨上，强间后一寸五分。

督脉、足太阳之会。

风府一穴一名舌本。入项发际一寸，脑户后一寸五分，顶大筋肉宛宛中。

哑门一穴在风府后五分，入发际五分，入系舌本。阳维之会。仰头取之。

背脊下

大椎一穴在第一椎上陷中。三阳、督脉所发。

陶道一穴在项大椎节下间。督脉、足太阳之会。俯而取之。

身柱一穴在第三椎节下间，俯而取之。

神道一穴在第五椎节下间，俯而取之。

灵台一穴在第六椎节下间，俯而取之。

至阳一穴在第七椎节下间，俯而取之。

筋缩一穴在第九椎节下间，俯而取之。

脊中一穴在第十一椎节下间，俯而取之。禁不可灸，令人伛偻。

悬枢一穴在第十三椎节下间，伏而取之。

命门一穴在第十四椎节下间，伏而取之。

阳关一穴在第十六椎节下间，伏而取之。

腰俞一穴在第二十一椎节下间，伏而取之。

长强一穴在脊骶端。

任脉

任脉者，起于中极之下，以上毛际，循腹里，上关元，至咽喉，属阴脉之海也。中行凡二十四穴。

颐前

承浆一穴—名天池。在颐前唇下陷中。足阳明、任脉之会。

颔下

廉泉一穴在颔下结喉上,一名舌本。阴维、任脉之会。仰而取之。

膺俞

天突一穴—名五户。在颈,结喉下四寸宛宛中。

璇玑一穴在天突下一寸陷中。

华盖一穴在璇玑下一寸。

紫宫一穴在华盖下一寸六分。

玉堂一穴—名玉英。在紫宫下一寸六分。

膻中一穴—名元儿。在玉堂下一寸六分,两乳间。

中庭一穴在膻中下一寸六分。

腹中行

鸠尾一穴在蔽骨之端,言其骨垂下如鸠尾形,故以为名。臆前蔽骨下五分。人无蔽骨者,从歧骨之际下行一寸是。

巨阙一穴在鸠尾下一寸,心之募也。

上脘一穴在巨阙下一寸五分,去蔽骨三寸。任脉、手太阳、足阳明之会也。

中脘一穴在脐上四寸。胃募,三阳、任脉之会,谓上纪也。

建里一穴在中脘下一寸。

下脘一穴在建里下一寸。足太阴、任脉之会，为幽门。

水分一穴在下脘下一寸。

神阙一穴在脐中，禁不可针，若刺使人脐中恶汗出。

阴交一穴在脐下一寸。

气海一穴一名脖胦，一名下肓。在阴交下五分。

石门一穴在脐下二寸。三焦募，女子禁灸。

关元一穴在脐下三寸。小肠募，谓下纪也。三阴、任脉之会。

中极一穴在脐下四寸。一名气原，一名玉泉。足三阴之会。

曲骨一穴一名回骨。在横骨之上毛际陷中，动脉应手。任脉、足厥阴之会。

会阴一穴在大便前，小便后。一名屏翳。两阴间是。

卷　三

黄帝问答论

黄帝曰：余闻九针于夫子，众多不可胜数，余推而论之，以为一纪。余试诵之，子听其理，非则语余，请受其道，令可久传，后世无患，得其人乃传，非其人勿言。岐伯稽首再拜曰：请听圣王之道。帝曰：用针之理，必知形气之所在，左右上下，阴阳表里，血气多少，行之逆顺，出入之会。诛伐有过，雪污解结，知补虚泻实，上下之气门，通于四海，审其所在，寒热淋露，荥腧异处。审于调气，明于经隧，左右支络，尽知其会。寒与热争，能合而调之。虚与实邻，决而通之。左右不调，犯而行之。明于逆顺，乃可治之。阴阳不奇，故知起时。审于本末，察其寒热，知邪所在，万刺不殆。知官九针，刺道毕矣。

针灸避忌之法

《黄帝内经·灵枢经》《甲乙经》云：子午为经，卯酉为纬。二十八宿为制度，太阴亏盈为法则，并太一血忌，纂成一图，有所治疗，悉皆避忌。若遇暴卒之疾，仍须急速救疗，洞达名工，亦不拘于此法。即如禁穴，诸医未愈，明堂中亦许灸一壮至三壮。

凡针灸避忌法度，谨按《灵枢》《甲乙经》。

针灸避忌太一之图序

经曰：太一日游以冬至之日始，居于叶蛰之宫。从其宫数所在，日徙一处，至九日复反于一。常如是无已，周而复始，此乃太一日游之法也。其旨甚明，别无所隐。奈行针之士，无有知者。纵有知者，秘而不传，致使圣人之法，罕行于世，良可叹哉。仆虽非医流，平昔尝留心于医书之言，备知其详，知而不述，岂仁乎？辄以短见，遂将逐节太一所直之日，编次成图。其图始至八节得主之日，从其宫至所在之处，首一终九，日徙一宫，至九日复反于一，周而复始，如是次而行之。计每宫各得五日，九九则一，节之日悉备。今一一条次备细，开具于逐宫之内，使观者临图，即见逐节太一所直之日在何宫内，乃知人之身体所忌之处，庶得行针之士知避之，俾人无忤犯太一之凶，此仆之本意也。仆诚非沽名者，以年齿衰朽，恐身殁之后，圣人之法湮没于世，故编此图，发明厥旨，命工镌石，传其不朽，贵得古法与时偕行焉，览者勿以自炫见诮。

时大定丙午岁上元日，平水闲邪瞆叟述，书轩陈氏印行。

避忌人神之图

中央圆心文字：

禁太一所在之日
在诸戊己日太
应四季中州其
六腑膈下五脏

冬至叶蛰宫

玄委宫	上天宫	阴洛宫
二十二 三十一 四十一日 八九日日	二十九 三十六 四十七日 五六日日	二十四 三十三 四十一日 日二日日
仓门宫 二十三 三十二 三十一日 九十日日	**招摇宫** 二十五 三十四 四十一日 一二三日日	仓果宫 十七 二十六 三十五日 四日日
天留宫 二十八 三十七 四十六日 四五日日	叶蛰宫 二十一 三十一 十九日 七八日日	新洛宫 二十六 三十五 四十四日 二三日日

冬至叶蛰宫之图

立春天留宫

宫洛阴	宫天上	宫委玄
四三二十六 十十五日 二三四日 日日	三二二十 十十一日 八九日日 日日	四三二十四 十十十三日 日一三日 日日
苍门宫 四三二十 二十十五 日一二三 日十日日	**宫摇招** 四三二十七 十十十六日 三四五日 日日	**仓果宫** 四三二十九 十十十八日 五六七日 日日
宫留天 三二十一 十十九日 七八日 日	宫蛰叶 三三二十 十十十二日 九一二三 日日	宫洛新 四三二十八 十十十七日 四五六日 日日

立春天留宫之图

春分仓门宫

宫洛阴	宫天上	宫委玄
三二二十二 十十一日 八九日日 日日	四三二十七 十十十六日 三四五日 日日	四三二十九 十十十八日 五六七日 日日
苍门宫 三三二十 十十九日 一八日日 日	**宫摇招** 三三二十三 十十十二日 九日一日 日	**仓果宫** 四三二十五 十十十四日 一二三日 日
宫留天 四三二十六 十十十五日 二三四日 日日	宫蛰叶 四三二十八 十十十七日 四五六日 日日	宫洛新 四三二十四 十十十三日 日一二日 日日

春分仓门宫之图

立夏阴洛宫

宫洛阴	宫天上	宫委玄
三二十一 十七九日 七八日 日日	四三二六 十十十五 二三四日 日日	四三二十八 十十十七日 四五六日 日日

仓门	招摇宫	番息宫
四三二三十 十十十九日 五六七日 日日日	三二二十二 十十十一日 八九日 日日	四三四 四十十 十三二 日日

宫留天	宫蛰叶	宫洛新
四三二十五 十十十四 一二三日 日日日	四三二十七 十十十六 三四五日 日日日	三三二十三 十十十二 九一日 日日

立夏阴洛宫之图

夏至上天宫

宫洛阴	宫天上	宫委玄
四三二十五 十十十四 一二三日 日日日	四三十一 十十六日 二三日 日日	三三二十三 十十十二日 四一日 日日

仓门	招摇宫	番息宫
四三二三十 十十十四 一二三日 日日日	三二二十六 十十十一日 八九日 日日	四三二十八 十十十七日 四五六日 日日

宫留天	宫蛰叶	宫洛新
四三二十九 十十十八 二六七日 日日日	三三二十二 十十十一 八九日 日日	四三二十七 十十十六 三四五日 日日日

夏至上天宫之图

宫洛阴	宫天上	宫委玄
三三二十三 十十十七日 九日一一日	四三二十八 十十十七日 四五六日日	三二十十一 十十九日日 七八日
宫门仓 三三二二十 十十十一日 八九日日	宫摇招 四三二十四 十十十三日 日一二日	仓果宫 三二十十六 十十十五日 四三四日日
宫留天 四三二十七 十十十六日 三四五日日日	宫蛰叶 四三二十九 十十十八日 五六七日日日	宫洛新 四三二十四 十十十四日 一二三日日日

立秋玄委宫之图

宫洛阴	宫天上	宫委玄
四三二十七 十十十六日 三四五日日	三三二十三 十十十二日 九日一一日	四三二十五 十十十四日 一二三日
宫门仓 四三二二十六 十十十五日 三三四日日日	宫摇招 四三二十八 十十十七日 四五六日	仓果宫 三二十十一 十十九日日 七八日
宫留天 三二十二 十十十一日 八九日日	宫蛰叶 四三二十四 十十十三日 一二日	宫洛新 四三二十九 十十十八日 五六七日日日

秋分仓果宫之图

立冬新洛宫

阴洛宫	上天宫	玄委宫
四三二十八 十十十七日 四五六日 日日	四三二十四 十十十三日 日一二日 日	四三二十六 十十十五日 二三四日 日日
苍门 四三二十七 十十十六日 三四五日 日日日	招摇宫 四三二十九 十十十八日 五六七日 日日日	仓门 二十一日 十九日 八日
天留宫	叶蛰宫	新洛宫
三三二十三 十十十二日 九日一日 日	四三二十五 十十十四日 一二三日 日日	三二十一 十十九日 七八日 日

立冬新洛宫之图

中州招摇宫

经曰：身形之应九野，左足应立春，其日戊寅己丑；左胁应春分，其日乙卯；左手应立夏，其日戊辰己巳；膺喉首头应夏至，其日丙午；右手应立秋，其日戊申己未；右胁应秋分，其日辛酉；右足应立冬，其日戊戌己亥；腰尻下窍应冬至，其日壬子；六腑膈下五脏应中州，其大既小禁。太乙所在之日及诸戊己。凡此九者，善候八正所在之处，所主左右上下，身体有疾病疮肿者，欲治无以其所直之日刺之，是谓大忌日也。

偃伏头部中行凡一十穴

神庭　上星　囟会　前顶　百会　后顶　强间　脑户

风府　哑门

偃伏第二行左右凡一十四穴

曲差　五处　承光　通天　络却　玉枕　天柱

偃伏第三行左右凡一十二穴

临泣　目窗　正营　承灵　脑空　风池

侧头部左右凡二十六穴

颔厌　悬颅　悬厘　天冲　率谷　曲鬓　角孙　窍阴
浮白　颅息　瘈脉　完骨　翳风

正面部中行凡六穴

素髎　水沟　兑端　龈交　承浆　廉泉

面部第二行左右凡一十穴

攒竹　睛明　巨髎　迎香　禾髎

面部第三行左右凡一十穴

阳白　承泣　四白　地仓　大迎

面部第四行左右凡八穴

本神　丝竹空　瞳子髎　颧髎

侧面部左右凡一十六穴

头维　客主人　下关　和髎　听会　耳门　听宫　颊车

偃伏头部中行凡一十穴

神庭一穴，在鼻直入发际五分。督脉、足太阳、阳明三脉之会。治癫疾风痫，戴目上不识人，头风目眩，鼻出清涕不止，目泪出，惊悸不得安寝。可灸二七壮，至七七壮止。岐伯曰：凡欲疗风，勿令灸多，缘风性轻，多即伤，惟宜灸七壮，至三七壮止。禁不可针，针即发狂。忌生冷、鸡、猪、酒、面、动风物等。

上星一穴，在鼻直上入发际一寸陷中。督脉气所发。治头风面虚肿，鼻塞不闻香臭，目眩，痰疟，振寒，热病汗不出，目睛痛不能远视。以细三棱针刺之，即宣泄诸阳热气，无令上冲头目。可灸七壮，不宜多灸，若频灸即拔气上，令人目不明。忌如前法。

囟会一穴，在上星后一寸陷中，可容豆。督脉气所发。治目眩面肿，鼻塞不闻香臭，惊痫，戴目上不识人，可灸二七壮至七七壮。初灸即不痛，病去即痛，痛即罢灸。若是鼻塞，灸至四日渐退，七日顿愈。针入二分，留三呼，得气即泻。头风，生白屑，多睡，针之弥佳。针讫，以末盐、生麻油相和，揩发根下，头风即永除。若八岁以下，即不得针，盖缘囟门未合，刺之不幸令人夭。忌热面、猪、鱼物等。

前顶一穴，在囟会后一寸五分骨陷中。督脉气所发处据甄权《针经》云，是一寸。今即依《素问》一寸五分为定。疗头风目眩，面赤肿，小儿惊痫，风痫瘈疭，发即无时，鼻多清涕，顶肿痛。针入一分，可灸三壮，至七七壮即止。忌如前法。

百会一穴，一名三阳五分。在前顶后一寸五分，顶中央旋毛中，可容豆。督脉、足太阳交会于巅上。治小儿脱肛久不瘥，风痫，中风，角弓反张，或多哭，言语不择，发即无时，盛即吐沫，心烦惊悸，健忘，痎疟，耳鸣耳聋，鼻塞不闻香臭。针入二分，得气即泻。可灸七壮，至七七壮即止。

唐秦鸣鹤，刺微出血，头痛立愈。凡灸头顶不得过七七壮，缘头顶皮肤浅薄，灸不宜多。

后顶一穴，一名交冲。在百会后一寸五分，枕骨上。督脉气所发。治目䀮䀮，颈项恶风寒，目眩，头偏痛。可灸五壮，针入二分。

强间一穴，一名大羽。在后顶后一寸五分。督脉气所发。治脑旋目运，头痛不可忍，烦心，呕吐涎沫，发即无时，颈项强，左右不得回顾。可灸七壮，针入二分。

脑户一穴，一名合颅。在枕骨上，强间后一寸五分。督脉、足太阳之会。禁不可针，针之令人哑不能言。治目睛痛不能远视，面赤，目黄，头肿。可灸七壮，亦不可妄灸，令人失喑。

风府一穴，一名舌本。在项发际上一寸，大筋内宛宛中。疾言其肉立起，言休立下。督脉、阳维之会。禁不可灸，不幸使人失喑。治头痛，颈项急不得回顾，目眩，鼻衄，喉咽痛，狂走，目妄视。针入三分。

哑门一穴一作喑，一名舌横，一名舌厌。在项中央，入发际五分宛宛中。督脉、阳维之会。入系舌本，仰头取之。禁不可灸，灸之令人哑。治颈项强，舌缓不能言，诸阳热气盛，鼻衄血不止，头痛风，汗不出，寒热风痉，脊强反折，瘛疭，癫疾，头重。针入二分。

偃伏第二行左右凡一十四穴

曲差二穴，在神庭旁一寸五分，入发际。足太阳脉气所发。治心中烦满，汗不出，头项痛，身体烦热，目视不明。

针入二分，可灸三壮。

五处二穴，在上星旁一寸五分。足太阳脉气所发。治目不明，头风目眩，瘼疭，目戴上不识人。针入三分，留七呼，可灸三壮。

承光二穴，在五处后一寸五分。足太阳脉气所发。治鼻塞不闻香臭，口㖞，鼻多清涕，风眩头痛，呕吐，心烦，目生白膜。针入三分，禁不可灸。忌如前法。

通天二穴，在承光后一寸五分。足太阳脉气所发。治颈项转侧难，鼻塞闷，偏风，口㖞，鼻多清涕，衄血，头重。针入三分，留七呼，可灸三壮。

络却二穴，一名强阳，又名脑盖。在通天后一寸五分。足太阳脉气所发。治青风内障，目无所见，头旋耳鸣。可灸三壮。

玉枕二穴，在络却后一寸五分，夹脑户旁一寸三分，起肉枕骨，入发际上三寸。足太阳脉气所发。治目痛不能视，脑风疼痛不可忍。可灸三壮。

天柱二穴，夹项后发际大筋外廉陷中。足太阳脉气所发。治足不任身体，肩背痛欲折，目瞑视。今附：治颈项筋急不得回顾，头旋脑痛。针入五分，得气即泻，立愈。

偃伏第三行左右凡一十二穴

临泣二穴，在目上直入发际五分陷中。足太阳、少阳之会。治卒中风不识人，目眩鼻塞，目生白翳，多泪。针入三分，留七呼，得气即泻。忌如前法。

目窗二穴，在临泣后一寸。足少阳、阳维之会。治头面浮肿，痛引目外眦赤痛，忽头旋，目昳昳，远视不明。针入三分，可灸五壮。今附：三度刺，目大明。

正营二穴，在目窗后一寸。足少阳、阳维之会。治牙齿痛，唇吻急强，齿龋痛，头项偏痛。针入三分，可灸五壮。

承灵二穴，在正营后一寸五分。足少阳、阳维之会。治脑风头痛，恶风寒，衄衂，鼻塞息不利。可灸三壮。

脑空二穴，一名颞颥。在承灵后一寸五分，夹玉枕骨下陷中。足少阳、阳维之会。治脑风头痛不可忍，目瞑心悸，发即为癫，风引目眇，劳疾羸瘦，体热，颈项强，不得回顾。针入五分，得气即泻，可灸三壮。魏公苦患头风，发即心闷乱，目眩，华佗当针而愈。忌如前法。

风池二穴，在颞颥后发际陷中。足少阳、阳维之会。治洒淅寒热，温病汗不出，目眩，苦头痛，痎疟，颈项痛不得回顾，目泪出，欠气多，鼻衄衂，目内眦赤痛，气发耳塞，目不明，腰伛偻，引项筋无力不收。针入七分，留七呼，可灸七壮。

侧头部左右凡二十六穴

颔厌二穴，在曲周下颞颥上廉。手足少阳、阳明之交会。治头风眩，目无所见，偏头痛，引目外眦急，耳鸣，多嚏，颈项痛。针入七分，留七呼，可灸三壮。忌如前法。

悬颅二穴，在曲周上颞颥中。足少阳脉气所发。治热病烦满，汗不出，头偏痛引目外眦赤，身热齿痛，面肤赤痛。针入三分，留三呼，可灸三壮。忌如前。

悬厘二穴，在曲周上颞颥下廉。手足少阳、阳明之交会。治热病汗不出，头偏痛，烦心不欲食，目锐眦赤痛。针入三分，可灸三壮。

天冲二穴，在耳上如前三分。治头痛癫疾，风痉，牙龈肿，善惊恐。可灸七壮，针入三分。

率谷二穴，在耳上入发际一寸五分。足太阳、少阳之会。治膈胃寒痰，伤酒风，发脑两角强痛，不能饮食，烦满，呕吐不止。可灸三壮，针入三分。

曲鬓二穴，在耳上发际曲隅陷中，鼓颔有空。足太阳、少阳之会。治颊颔肿，引牙车不得开，急痛，口噤不能言。灸亦良，可灸七壮，针入三分。

角孙二穴，在耳郭中间上，开口有空。手足少阳之会。治目生肤翳，齿龈肿。可灸三壮。《明堂》别无疗病法。

窍阴二穴，在枕骨下，摇动有空。足太阳、少阳之会。治劳疸，发厉，项痛引头目痛。针入三分，可灸七壮。

浮白二穴，在耳后入发际一寸。足太阳、少阳之会。治发寒热，喉痹，咳逆痰沫，胸中满不得喘息，耳鸣嘈嘈无所闻，颈项痈肿及瘿气，肩背不举，悉皆治之。针入五分，可灸七壮。

颅息二穴，在耳后间青络脉。足少阳脉气所发。治身热头重，胁痛不得转侧，风痉，耳聋，小儿发痫瘈疭，呕吐涎沫，惊恐失精，瞻视不明。不宜针，即可灸七壮。

瘈脉二穴，一名资脉。在耳本后，鸡足青络脉。刺出血如豆汁，不宜出血多。治头风耳鸣，小儿惊痫瘈疭，呕吐，泄痢无时，惊恐，瞛瞢，目睛不明。可灸三壮，针入一分。

完骨二穴，在耳后入发际四分。治头痛烦心，癫疾，头面虚肿，齿龋，偏风，口眼㖞斜，颈项痛不得回顾，小便赤黄，喉痹颊肿。针入五分，可灸七壮。

翳风二穴，在耳后陷中，按之引耳中。手、足少阳之会。治耳聋，口眼㖞斜，失欠脱颔，口噤不开，吃不能言，颊肿，牙车急痛。针入七分，可灸七壮。

正面部中行凡六穴

素髎一穴，一名面正。在鼻柱之端。督脉所发。此穴诸方阙治疗法。《外台》云：不宜灸。《千金》治鼻塞，息肉不消，多涕，生疮。针入一分。

水沟一穴，在鼻柱下，一名人中。督脉、手阳明之会。治消渴，饮水无度，水气，遍身肿，失笑无时，癫痫，语不识尊卑，乍喜乍哭，牙关不开，面肿唇动，状如虫行，卒中恶。针入四分，留五呼，得气即泻。灸亦得，然不及针。若灸，可小雀粪大为艾炷，日可灸三壮，至七壮即罢。风水面肿，针此一穴，出水尽即顿愈。忌如前法。

兑端一穴，在唇上端。治癫疾吐沫，小便黄，舌干消渴，衄血不止，唇吻强，齿龈痛。针入二分，可灸三壮，炷如大麦出《千金》《外台》《甲乙经》。

龈交一穴，在唇内，齿上龈缝筋中。治面赤，心烦痛，颈项急不得回顾，新附：治小儿面疮，癣久不除，点烙亦佳。鼻塞不利，目泪眵汁，内眦赤痒痛，生白肤翳，鼻中息肉，蚀疮。针入三分，可灸三壮。

承浆一穴，一名悬浆。在颐前唇下宛宛中。足阳明、任脉之会。疗偏风口㖞，面肿，消渴，口齿疳蚀生疮。灸亦佳，日可灸七壮，至七七壮止。灸即血脉通，宣其风，应时立愈。其艾炷不用大，一依小竹箸头作炷。脉粗细状如细线，艾炷破肉，但令当脉灸，亦能愈疾。凡灸脐下久冷，疝瘕痃癖，气块伏梁，积气，宜艾炷大。故《小品》诸方云：腹背宜灸五百壮，四肢则但去风邪，不宜多灸，七壮至七七壮止，不得过随年数。如巨阙、鸠尾虽是胸腹之穴，灸不过七七壮。艾炷不须大，以竹箸头作炷，正当脉上灸之。若灸胸腹，艾炷大，灸多，令人永无心力。如头顶穴若灸多，令人失精神。臂脚穴灸多，令人血脉枯竭，四肢细瘦无力，即复失精神，又加于细瘦，即脱人真气。针入三分，得气即泻。忌如前法。

廉泉一穴，一名舌本。在颔下结喉上。阴维、任脉之会。治舌下肿难言，舌纵涎出，咳嗽上气，喘息呕沫，口噤，舌根急缩，下食难。可灸三壮，针入三分，得气即泻。

以上六穴，忌并如前法。

面第二行左右凡一十穴

攒竹二穴，一名始光，一名光明，一名员柱。在两眉头陷中。足太阳脉气所发。治目晾晾，视物不明，眼中赤痛及睑瞤动。针入一分，留三呼，泻三吸，徐徐而出针，不宜灸。宜以细三棱针刺之，宣泄热气。三度刺，目大明。忌如前法。

睛明二穴，一名泪孔。在目内眦，手足太阳、少阳、阳明五脉之会。治攀睛翳膜覆瞳子，恶风泪出，目内眦痒痛，小儿雀目疳眼，大人气眼冷泪，瞲目，视物不明，大眦瘱①肉侵睛。针入一寸五分，留三呼，禁不可灸。雀目者宜可久留针，然后速出针。忌如前法。

巨髎二穴，挟鼻孔傍—作旁八分，直目瞳子。跷脉、足阳明之会，治青盲目无所见，远视䀮䀮，白翳覆瞳子面，风寒鼻塞，颊上肿壅痛，瘈疭口㖞。针入三分，得气即泻。灸亦良，可灸七壮。

迎香二穴，在禾髎上一寸，鼻孔旁五分，手、足阳明之会。治鼻有息肉，不闻香臭，衄血，偏风口㖞，面痒浮肿，风动叶叶，状如虫行，或痒肿痛。针入三分，留三呼，不宜灸。忌如常法。

禾髎二穴，在鼻孔下，挟水沟旁五分。手阳明脉气所发。治鼻衄血不止，鼻清涕生疮，口噤不开。针入二分。

面第三行左右凡一十穴

阳白二穴，在眉上一寸，直目瞳子。足少阳、阳维之会。治头目痛，目眵，背膝寒栗，重衣不得温。可灸三壮，针入二分。

承泣二穴，在目下七分，直目瞳子陷中。跷脉、任脉、足阳明之会。治口眼㖞斜，目瞤，面叶叶动牵口眼，目视䀮䀮，冷泪，眼眦赤痛。禁不宜针，针之令入目乌色。可灸三壮，炷如大麦。忌如常法。

四白二穴，在目下一寸。足阳明脉气所发。治头痛目

---

① 瘱：原作"努"，据文义改。

眩，眼生白翳，微风目眴动不息。可灸七壮，针入三分。凡用针，稳审方得下针也，若针深，即令人目乌色。

地仓二穴，挟口吻旁四分，外如近下有脉微微动。跷脉、手阳明之交会。若久患风，其脉亦有不动者。治偏风口㖞，目不得闭，失喑不语，饮食不收，水浆漏落，眼眴动不止。病左治右，病右治左。针入三分，留五呼，得气即泻。灸亦得，日可灸之二七壮，重者七七壮，其艾作炷大小状如粗钗脚大。灸炷若大，口转㖞却，灸承浆七七壮即愈。慎猪、鱼、热面、房劳等。

大迎二穴，在曲颔前一寸二分骨陷中动脉。又以口下当两肩。足阳明脉气所发。治寒热颈痛，瘰疬，口㖞，齿龋痛，数欠气，风痉口噤，牙疼，颊颔肿，恶寒，舌强不能言。针入三分，留七呼，可灸三壮。今附：风痛，面浮肿，目不得闭，唇吻眴动不止，当针之，顿愈。

面第四行左右凡八穴

本神二穴，在曲差旁一寸五分。一曰直耳上入发际四分。足少阳、阳维之会。治目眩，颈项强急痛，胸胁相引不得转侧，癫疾，呕吐涎沫。针入三分，可灸七壮。

丝竹空二穴，一名目髎，在眉后陷中。足少阳脉气所发。禁不可灸，不幸使人目小，又令人目无所见。治目眩头痛，目赤，视物䀮䀮，风痫，目戴上不识人，眼睫毛倒，发狂吐涎沫，发即无时。针入三分，留三呼，宜泻不宜补。

瞳子髎二穴，在目外眦五分，手太阳、手足少阳之会。治青肓无所见，远视䀮䀮，目中肤翳白膜，头痛，目外眦赤痛。可灸三壮，针入三分。

颧髎二穴，在面頄骨下廉兑骨端陷中。手少阳、太阳之会。治口喎，面赤目黄，眼睛动不止，顿肿齿痛。针入二分。

侧面部左右凡一十六穴

头维二穴，在额角入发际，本神旁一寸五分。足少阳、阳明脉之交会。治头偏痛，目视物不明。今附：治微风眼睑睛动不止，风泪出。针入三分，禁不可灸。

客主人二穴，一名上关，在耳前起骨上廉，开口有空，动脉宛宛中。足阳明、少阳之会。治唇吻强，耳聋，瘈疭，口沫出，目眩，牙车不开，口噤，嚼食鸣，偏风口眼喎斜，耳中状如蝉声。可灸七壮，艾炷不用大，箸头作炷。若针必须侧卧，张口取之乃得。禁不可针深，问曰：何以不得针深？岐伯曰：上关若刺深，令人欠而不得㰦。下关不得久留针，即㰦而不得欠，牙关急。是故上关不得刺深，下关不得久留针也。

下关二穴，在客主人下耳前动脉下廉，合口有空，开口即闭。足阳明、少阳之会。疗聤耳有脓汁出，偏风口目喎，牙车脱臼。其穴侧卧闭口取之。针入四分，得气即泻。禁不可灸，牙龈肿处，张口以三棱针出脓血，多含盐汤，即不畏风。慎如前法。

和髎二穴，在耳前兑发下横动脉。手少阳脉气所发，治牙车引急，头重痛，耳中嘈嘈，颔颊肿。针入七分，可灸三壮。

听会二穴，在耳前陷中，上关下一寸动脉宛宛中，张口得之。足少阳脉气所发。治耳聋，耳中状如蝉声，通耳食，牙车脱臼，相离一二寸。其穴侧卧张口取之，针入七分，留三呼，得气即泻，不须补，灸亦良，日可灸五壮，至二七壮止。十日后，依前报灸之即愈。忌食动风、生冷、猪、鱼物等。

耳门二穴，在耳前起肉当耳缺者。治耳有脓汁出，生疮，瞑_{都礼切}耳，聤耳，耳鸣如蝉声，重听无所闻，齿龋。针入三分，留三呼，可灸三壮。

听宫二穴，在耳中珠子大如赤小豆。手足少阳、太阳三脉之会。治耳聋如物填塞无所闻，耳中嘈嘈，心腹满，臂痛失声。针入三分，可灸三壮。

颊车二穴，在耳下曲颊端陷中，足阳明脉气所发。治牙关不开，口噤不语，失暗，牙车疼痛，颔颊肿，颈强不得回顾。其穴侧卧开口取之。针入四分，得气即泻。灸亦良，日可灸七壮，至七七壮止，炷如大麦。慎如常法。

卷 四

肩髆部左右凡二十六穴

肩井　天髎　巨骨　臑会　肩髃　肩髎　肩贞　臑俞
天宗　秉风　曲垣　肩外俞　肩中俞

背俞部中行凡一十三穴

大顀　陶道　身柱　神道　灵台　至阳　筋缩　脊中
悬枢　命门　阳关　腰俞　长强

背俞部第二行左右凡四十四穴

大杼　风门　肺俞　厥阴俞　心俞　膈俞　肝俞　胆俞
脾俞　胃俞　三焦俞　肾俞　大肠俞　小肠俞　膀胱俞　中
膂俞　白环俞　上髎　次髎　中髎　下髎　会阳

背俞部第三行左右凡二十八穴

附分　魄户　膏肓俞　神堂　譩譆　膈关　魂门　阳纲
意舍　胃仓　肓门　志室　胞肓　秩边

肩髆部左右凡二十六穴

肩井二穴，在肩上陷，缺盆上大骨前一寸半，以三指按取之，当中指下陷中者是。一名髆井。手足少阳、阳维之会。治五劳七伤，颈项不得回顾，背髆闷，两手不得向头，或因扑伤腰髋疼，脚气上攻。《甲乙经》云只可针入五分。此髃井，足阳明之会，乃连入五脏气。若刺深则令人闷倒不识人，即速须三里下气，先补不泻，须臾平复如故。凡针肩井皆以三里下其气。若妇人堕胎后手足厥逆，针肩井立愈。若灸更胜针，可灸七壮。

天髎二穴，在肩缺盆中上毖骨之际陷中央。手少阳、阳维之会。治肩肘痛引颈项急，寒热，缺盆中痛，汗不出，胸中烦满。针入八分，可灸三壮。

巨骨二穴，在肩端上行两叉骨间陷中。手阳明、跷脉之会。治背髃痛，胸中有瘀血，肩臂不得屈伸而痛。灸五壮，针入一寸五分。

臑会二穴，一名臑髎。在肩前廉，去肩头三寸。手阳明之络，治项瘿气瘤，臂痛不能举，气肿痓痛。针入七分，留十呼，得气即泻，可灸七壮。

肩髃二穴，在肩端两骨间陷者宛宛中，举臂取之。手阳明、跷脉之会。疗偏风半身不遂，热风瘾疹，手臂挛急，捉物不得，挽弓不开，臂细无力，筋骨酸疼。可灸七壮至二七壮，以瘥为度。若灸偏风不遂，七七壮止，不宜多灸，恐手臂细。若风病，筋骨无力久不瘥，当灸，不畏细也。刺即泻肩臂热气。唐库狄钦若患风痹，手臂不得伸引，诸医莫能愈。甄权针肩髃一穴，令将弓箭向垛射之，如故。

肩髎二穴，在肩端臑上陷中，举臂取之。治肩重不可举臂肘。可灸三壮，针入七分。

肩贞二穴，在肩曲胛下两骨解间，肩髃后陷中。治风痹，手臂不举，肩中热痛。针入五分。

臑俞二穴，在肩髎后大骨下胛上廉陷中。手足太阳、阳维、跷脉之会。治寒热肩肿引胛中痛，臂酸无力。针入八分，可灸三壮。

天宗二穴，在秉风后大骨下陷中。手太阳脉气所发。治肩胛痛，臂肘外后廉痛，颊颔肿。可灸三壮，针入五分，留六呼。

秉风二穴，在肩上小髃后，举臂有空。手太阳、阳明、手足少阳之会。治肩痛不能举。可灸五壮，针入五分。

曲垣二穴，在肩中央曲胛陷中，按之应手痛。治肩痛周痹，气注，肩髃拘急疼闷。可灸三壮，针入五分。

肩外俞二穴，在肩胛上廉，去脊三寸陷中。治肩胛痛热而寒至肘。可灸三壮，针入六分。

肩中俞二穴，在肩胛内廉，去脊二寸陷中。治寒热，目视不明，咳嗽上气，唾血。针入三分，留七呼，可灸十壮。

背俞部中行凡一十三穴

大椎一穴一本作椎，今从页作椎，余皆仿此，在第一椎上陷中。手足三阳、督脉之会。疗五劳七伤，温疟痎疟，气痊，背髆拘急，颈项强不得回顾，风劳食气。针入五分，留三呼，泻五吸。若灸，以年为壮。《甲乙经》云：大椎下至尾骶骨二十一椎长三尺，折量取腧穴。凡度周身孔穴远近分寸，以男左女右，取中指内纹为一寸。《素问》云：同身寸是也。又多用绳度量孔穴，绳多出缩，取穴不准，今以薄竹片点量分寸，疗病准的。

陶道一穴，在大椎节下间，俯而取之。督脉、足太阳之会。治头重目瞑，洒淅寒热，脊强，汗不出。可灸五壮，针入五分。

身柱一穴，在第三颟节下间。督脉气所发。治癫疾，瘛疭，怒欲杀人，身热狂走，谵言见鬼。针入五分，灸七七壮。

神道一穴，在第五颟节下间，俯而取之。督脉气所发。治寒热头痛，进退往来，疟疟，恍惚悲愁，健忘惊悸。可灸七七壮，至百壮止。小儿风痫，瘛疭，可灸七壮。

灵台一穴，在第六颟节下间，俯而取之。督脉气所发。经缺疗病法出《素问》。

至阳一穴，在第七颟节下间，俯而取之。督脉气所发。治寒热解散，淫泺胫酸，四肢重痛，少气难言。可灸三壮，针入五分。

筋缩一穴，在第九颟节下间，俯而取之，督脉气所发。治惊痫狂走，癫疾，脊急强，目转上垂。可灸三壮，针入五分。

脊中一穴，一名神宗。在第十一颟节下间，俯而取之。督脉气所发。治风痫癫邪，温病，积聚，下利。禁不可灸，灸则令人腰背伛偻。针入五分，得气即泻。

悬枢一穴，在第十三颟节下间，伏而取之。督脉气所发。治积气上下行，水谷不化，下利，腰脊强不得屈伸，腹中留积。针入三分，可灸三壮。

命门一穴，一名属累。在第十四颟节下间，伏而取之。督脉气所发。治头痛不可忍，身热如火，汗不出，瘛疭，里急，腰腹相引痛。针入五分，可灸三壮。

阳关一穴，在第十六颟节下间，伏而取之。针入五分，可灸三壮。缺疗病法出《素问》。

腰俞一穴，一名背解，一名腰柱，一名腰户。在第二十一颗节下间宛宛中。以挺腹地舒身，两手相重支额，纵四体，然后乃取得其穴。督脉气所发。治腰髋疼，腰脊强不得回转，温疟痎疟。针入八分，留三呼，泻五吸，可灸七壮至七七壮。慎房劳、举重强力。《甲乙经》云：针入二寸，留七呼，可灸七七壮。

长强一穴，一名气之阴郄。督脉络别。《甲乙经》云：在脊骶端。足少阴、少阳所结会。治肠风下血，五种痔，痔蚀，下部䘌。针入三分，抽针以大痛为度，其穴跌地取之乃得。灸亦得，然不及针，日灸三十壮，至二百壮止。此痔根本是冷，慎冷食、房劳。《甲乙经》云：针入二寸，留七呼。

背俞部第二行左右凡四十四穴

大杼二穴，在项后第一颗下两旁，相去各一寸五分陷中。《甲乙经》云：足太阳、少阳之会。疗疟，颈项强不可俯仰，头痛振寒，瘛疭，气实胁满，伤寒汗不出，脊强，喉痹，烦满，风劳气，咳嗽，胸中郁郁，身热目眩。针入五分，可灸七壮。

风门二穴，一名热府。在第二颗下两旁，相去各一寸五分。督脉、足太阳之会。治伤寒颈项强，目瞑，多嚏，鼻鼽出清涕，风劳，呕逆上气，胸背痛，喘气卧不安。针入五分，留七呼，今附：若频刺，泄清阳热气，背永不发痈疽。可灸五壮。

肺俞二穴，在第三颗下两旁，相去各一寸五分。足太阳脉气所发。治上气呕吐，支满不嗜食，汗不出，腰背强痛，寒热喘满，虚烦口干，传尸骨蒸劳，肺痿咳嗽。针入三分，留七呼，得气即泻出《甲乙》。甄权《针经》云：在第三颗下两旁以搭手，左取右，右取左，当中指末是穴。治胸中气满，背偻如龟，腰强，头目眩，令人失颜色。针入五分，留七呼，可灸百壮。

厥阴俞二穴，在第四顀下两旁，相去各一寸五分。治逆气呕吐，心痛留结，胸中烦闷，针入三分，可灸七七壮出《山眺经》。

心俞二穴，在第五顀下两旁，相去各一寸五分。治心中风，狂走发痫，语悲泣，心胸闷乱烦满，汗不出，结积寒热，呕吐不下食，咳唾血。针入三分，留七呼，得气即泻，不可灸。

膈俞二穴，在第七顀下两旁，相去各一寸五分。治咳而呕逆，膈胃寒痰，食饮不下，胸满支肿，两胁痛，腹胀，胃脱暴痛，热病汗不出，喉痹，腹中积癖，默默嗜卧，四肢急惰不欲动，身常湿，不能食，食则心痛，周痹，身皆痛。针入三分，留七呼，可灸三壮。

肝俞二穴，在第九顀下两旁，相去各一寸五分。治咳引两胁急痛不得息，转侧难，撅胁下与脊相引而反折，目上视，目眩，循眉头痛，惊狂，衄衄，起则目䀮䀮，目生白翳，咳引胸中痛，寒疝少腹痛，唾血短气。针入三分，留六呼，可灸三壮。

胆俞二穴，在第十顀下两旁，相去各一寸五分。治心腹胀满，呕则食无所出，口苦舌干，咽中痛，食不下，目黄，胸胁不能转侧，头痛，振寒汗不出，腋下肿。针入五分，可灸三壮。

脾俞二穴，在第十一顀下两旁，相去各一寸五分。治腹胀引胸背痛，食饮倍多，身渐羸瘦，黄疸，善欠，胁下满，泄利，体重，四肢不收，痃癖积聚，腹痛不嗜食，痰疟，寒热。针入三分，留七呼，可灸三壮。

胃俞二穴，在第十二颗下两旁，相去各一寸五分。治胃中寒，腹胀不嗜食，羸瘦，肠鸣腹痛，胸胁支满，脊痛筋挛。针入三分，留七呼，可灸，随年为壮。

三焦俞二穴，在第十三颗下两旁，相去各一寸五分。治肠鸣腹胀，水谷不化，腹中痛欲泄注，目眩头痛，吐逆，饮食不下，肩背拘急，腰脊强不得俯仰。针入五分，留七呼，可灸三壮。

肾俞二穴，在第十四颗下两旁，相去各一寸五分，与脐平。治虚劳羸瘦，耳聋肾虚，水脏久冷，心腹膜胀，两胁满引少腹急痛，目视眈眈，少气溺血，小便浊出精，阴中疼，五劳七伤，虚急，脚膝拘急，足寒如冰，头重，身热振栗，腰中四肢淫泺，洞泄，食不化，身肿如水。针入三分，留七呼，可灸，以年为壮。慎如前法。

大肠俞二穴，在第十六颗下两旁，相去各一寸五分。治腰痛，肠鸣腹胀，绕脐切痛，大小便不利，洞泄，食不化，脊强不得俯仰。针入三分，留六呼，可灸三壮，慎猪、鱼、酒、面、生冷物等。

小肠俞二穴，在第十八颗下两旁，相去各一寸五分。治小便赤涩淋沥，少腹疗痛，脚肿，短气，不嗜食，大便脓血出。五痔疼痛，妇人带下。针入三分，留六呼，可灸三壮。

膀胱俞二穴，在第十九颗下两旁，相去各一寸五分。足太阳脉气所发。治风劳，腰脊痛，泄利腹痛，小便赤涩，遗溺，阴生疮，少气，足胻寒，拘急不得屈伸，女子瘕聚，脚膝无力。针入三分，留六呼，可灸三壮。

中膂俞二穴，一名脊内俞。在第二十颡下两旁，相去各一寸五分夹脊起肉。治肠冷赤白痢，肾虚消渴，汗不出，腰脊不得俯仰，腹胀胁痛。针入三分，留十呼，可灸三壮。

白环俞二穴，在第二十一颡下两旁，相去各一寸五分。足太阳脉气所发，治腰脊挛急痛，大小便不利。《甲乙经》云：针如腰户法同，挺腹地端身，两手相重支额，纵息令皮肤俱缓，乃取其穴。针入八分，得气即先泻，讫，多补之。治腰髋疼，脚膝不遂，温疟，腰脊冷疼不得安卧，劳损风虚。不宜灸，慎房劳，不得举重物。

上髎二穴，在第一空腰髁下夹脊陷中。足太阳、少阳络。治腰膝冷痛，呕逆，鼻衄，寒热疟，妇人绝嗣，阴挺出，不禁。针入三分，可灸七壮。

次髎二穴，在第二空夹脊陷中。治疝气下坠，腰脊痛不得转摇，急引阴器痛不可忍，腰以下至足不仁，背腠寒，小便赤淋，心下坚胀。可灸七壮，针入三分。

中髎二穴，在第三空夹脊陷中。厥阴、少阳所结。治丈夫五劳七伤六极，腰痛，大便难，腹胀下利，小便淋涩，飧泄，妇人绝子，带下，月事不调。针入二分，留十呼，可灸三壮。

下髎二穴，在第四空夹脊陷中。足太阳、厥阴所结，治腰痛不得转侧，女子下苍汁不禁，阴中痛引少腹急疼，大便下血，寒湿内伤。针入二分，留十呼，可灸三壮。

会阳二穴，一名利机。在阴尾骨两旁，督脉气所发。治腹中冷气，泄利不止，久痔，阳气虚乏，阴汗湿。针入八分，可灸五壮。

背俞部第三行左右凡二十八穴

附分二穴，在第二顑下，附项内廉两旁，相去各三寸。手、足太阳之会，正坐取之。治肩背拘急，风冷客于腠，颈项强痛不得回顾，风劳臂肘不仁。可灸五壮，针入三分。

魄户二穴，在第三顑下两旁，相去各三寸，正坐取之。足太阳脉气所发。治背髆痛，咳逆上气，呕吐烦满，虚劳肺痿，五尸走疰，项强不得回顾。针入五分，得气即泻，又宜久留针。灸亦得，日可灸七壮，至百壮止。忌猪、鱼、酒、面、生冷物等。

膏肓俞二穴，在第四顑下两旁，相去各三寸。主无所不疗，羸瘦虚损，梦中失精，上气咳逆，发狂健忘。又取穴之法，令人正坐曲脊，伸两手以臂著膝前，令正直，手大指与膝头齐，以物支肘，勿令臂得动摇也。从胛骨上角摸索至骨下头，其间当有四肋三间，灸中间。从胛骨之里去胛，容侧指许，摩膺去表肋间空处，按之自觉牵引于肩中，灸两胛中一处至百壮，多至三百壮。当觉下奢奢然似流水之状，亦当有所下出，若得痰疾，则无所不下也。如病人已困不能正坐，当令侧卧，俯上臂令前，取穴灸之，又以右手从左肩上住，指头所不及者是穴也。左取亦然。乃以前法灸之。若不能久坐，当伸两臂，令人挽两胛骨使相离。不尔，即胛骨覆其穴，灸之无验。此灸讫后，令人阳气康盛，当消息以自补养。论曰：昔在和缓不救晋侯之疾，其在膏之上、肓之下，针药不能及，即此穴是也。人不能求得此穴，所以宿病难遣。若能用心此方便求得，灸之无疾不愈出《千金》《外台》。

神堂二穴，在第五顀下两旁，相去各三寸，正坐取之。足太阳脉气所发，治肩痛，胸腹满，洒淅寒热，背脊强急。可灸五壮，针入三分。

譩譆二穴，在肩髆内廉，夹第六顀下两旁，相去各三寸，正坐取之。足太阳脉气所发。以手痛按之，病者言譩譆。针入六分，留三呼，泻五吸，治腋拘挛，暴脉急引胁痛，热病汗不出，温疟，肩背痛，目眩鼻衄，喘逆腹胀，肩髆内廉痛，不得俯仰，可灸二七壮，至百壮止。忌苋菜、白酒物等。

膈关二穴，在第七顀下两旁，相去各三寸陷中，正坐取之。足太阳脉气所发。治背痛恶寒，脊强俯仰难，食饮不下，呕哕多涎唾，胸中噎闷。可灸五壮，针入五分。

魂门二穴，在第九顀下两旁，相去各三寸陷中，正坐取之。足太阳脉气所发。治食饮不下，腹中雷鸣，大便不节，小便赤黄。可灸三壮，针入五分。

阳纲二穴，在第十顀下两旁，相去各三寸陷中，正坐取之。足太阳脉气所发，治腹满膜胀，大便泄利，小便赤涩，身热目黄。可灸三壮，针入五分。

意舍二穴，在第十一顀下两旁，相去各三寸陷中，正坐取之。足太阳脉气所发。治腹满虚胀，大便滑泄，背痛恶风寒，食饮不下，呕吐不止，消渴，目黄。可灸五十壮，至一百壮，针入五分。

胃仓二穴，在第十二顀下两旁，相去各三寸。足太阳脉气所发。治腹内虚胀，水肿，食饮不下，恶寒，背脊不得俯仰。可灸五七壮，针入五分。

肓门二穴，在第十三顀下两旁，相去各三寸叉肋间。《异经》云：与鸠尾相直。治心下肓大坚，妇人乳有余疾。可灸三十壮，针入五分。

志室二穴，在第十四颞下两旁，相去各三寸陷中。足太阳脉气所发。治腰脊强痛，食饮不消，腹中坚急，阴痛下肿，失精，小便淋涩。针入五分，可灸三壮。

胞肓二穴，在第十九颞下两旁，相去各三寸陷中，伏而取之。足太阳脉气所发。治腰痛恶寒，少腹坚急，癃闭，下重不得，小便涩痛，腰背卒痛。可灸五七壮，针入五分。

秩边二穴，在第二十颞两旁，相去各三寸陷中，伏而取之。足太阳脉气所发。治腰背不能俯仰，小便赤涩，腰尻重不能举，五痔发肿。针入五分，可灸三壮，慎如前法。

侧颈项部左右凡一十八穴

天容　天牖　天窗　天鼎　扶突　缺盆　人迎　水突
气舍

膺俞部中行凡七穴

天突　璇玑　华盖　紫宫　玉堂　膻中　中庭

膺俞第二行左右凡一十二穴

俞府　彧中　神藏　灵墟　神封　步廊

膺俞第三行左右凡一十二穴

气户　库房　屋翳　膺窗　乳中　乳根

膺俞第四行左右凡一十二穴

云门　中府　周荣　胸乡　天溪　食窦在天溪下

侧腋左右凡八穴

渊腋在腋下　辄筋　大包在渊腋下　天池在乳后

侧颈项部左右凡一十八穴

天容二穴，在耳下曲颊后。手太阳脉气所发。治喉痹寒热，咽中如鲠。针入一寸，可灸三壮。

天牖二穴，在颈筋缺盆上，天容后，天柱前，完骨下，发际上。手少阳脉气所发。治头风面肿，项强不得回顾。针入一寸，留七呼，不宜补之，亦不宜灸。若灸之面肿眼合。先取譩譆，后针天牖、风池，其病即瘥。若不先针譩譆，即难瘳其疾也。

天窗二穴，一名窗笼。在颈大筋前，曲颊下，扶突后，动脉应手陷中。手太阳脉气所发。治耳鸣，聋无所闻，颊肿，喉中痛，暴喑不能言，肩痛引项不得回顾。可灸三壮，针入三分。

天鼎二穴，在颈缺盆，直扶突后一寸。手阳明脉气所发。治暴喑气哽，喉痹，咽肿不能息，饮食不下，喉中鸣。可灸三壮，针入三分。

扶突二穴，一名水穴。在人迎后一寸五分。手阳明脉气所发。治咳多唾，上气，咽引喘息，喉中如水鸡鸣。可灸三壮，针入三分。

缺盆二穴，一名天盖。在肩下横骨陷中。治寒热瘰疬，缺盆中肿，外溃则生。胸中热满，腹大水气，缺盆中痛，汗出，喉痹，咳嗽。可灸三壮，针入三分，不直刺太深，使人逆息也。

人迎二穴，一名五会。在颈大脉，动脉应手，夹结喉旁，仰而取之。以候五脏气。足阳明脉气所发。禁不可灸，灸之不幸伤人。治吐逆霍乱，胸满喘呼不得息，项气闷肿，食不下。针入四分。

水突二穴，在颈大筋前，直人迎下，气舍上。一名水门。足阳明脉气所发。治咳逆上气，咽喉痈肿，呼吸短气，喘息不得。针入三分，可灸三壮。

气舍二穴，在颈，直人迎，夹天突陷中。足阳明脉气所发。治咳逆上气，瘤瘿，喉痹咽肿，颈项强不得回顾。针入三分，可灸三壮。

膺俞部中行凡七穴

天突一穴，在结喉下一寸宛宛中。阴维、任脉之会。针入五分，留三呼，得气即泻。治咳嗽上气，胸中气噎，喉中状如水鸡声，肺痈咯唾脓血，气咽干，舌下急，喉中生疮不得下食。灸亦得，即不及针。其下针直横下，不得低手，即五脏之气伤人。慎如药法及辛酸物等。

璇玑一穴，在天突下一寸陷中，仰头取之。任脉气所发。沿胸皮满痛，喉痹咽肿，水浆不下。可灸五壮，针入三分。

华盖一穴，在璇玑下一寸陷中，仰头取之。任脉气所发。治胸胁支满，痛引胸中，咳逆上气，喘不能言。可灸五壮，针入三分。

紫宫一穴，在华盖下一寸六分陷中，仰头取之。任脉气所发。治胸胁支满，胸膺骨疼，饮食不下，呕逆上气，烦心。可灸五壮，针入三分。

玉堂一穴，在紫宫下一寸六分陷中。一名玉英。任脉气所发。治胸满不得喘息，胸膺骨疼，呕吐寒痰，上气烦心。可灸五壮，针入三分。

膻中一穴一作亶，一名元儿。在玉堂下一寸六分，直两乳间陷中，仰卧取之。任脉气所发。治肺气咳嗽，上喘唾脓，不得下食，胸中如塞。可灸七七壮。今附：疗膈气，呕吐涎沫，妇人乳汁少。其穴禁不可针，不幸令人夭折。慎猪、鱼、酒、面物等。

中庭一穴，在膻中下一寸六分陷中。任脉气所发。治胸胁支满，噎塞，食饮不下，呕吐食还出。可灸五壮，针入三分。

膺俞第二行左右凡一十二穴

俞府二穴，在巨骨下，璇玑旁各二寸陷中，仰而取之。足少阴脉气所发。治咳逆上喘，呕吐，胸满不得饮食。可灸五壮，针入三分。

或中二穴，在俞府下一寸六分陷中，仰而取之。足少阴脉气所发。治胸胁支满，咳逆喘不能食饮。针入四分，可灸五壮。

神藏二穴，在或中下一寸六分陷中，仰而取之。足少阴脉气所发。治胸胁支满，咳逆喘不得息，呕吐，胸满不嗜食。可灸五壮，针入三分。

灵墟二穴，在神藏下一寸六分陷中，仰而取之。足少阴脉气所发。治胸胁支满，痛引胸不得息，咳逆呕吐，胸满不嗜食。针入三分，可灸五壮。

神封二穴，在灵墟下一寸六分，仰而取之。足少阴脉气所发。治胸满不得息，咳逆，乳痈，洒淅恶寒。可灸五壮，针入三分。

步廊二穴，在神封下一寸六分陷中，仰而取之。足少阴脉气所发。治胸胁支满，鼻塞不通，呼吸少气喘息，不得举臂。针入三分，灸五壮。

膺俞第三行左右凡一十二穴

气户二穴，在巨骨下俞府两旁各二寸陷中，仰而取之。足阳明脉气所发。治胸胁支满，喘逆上气，胸背急不得息，不知食味。针入三分，可灸五壮。

库房二穴，在气户下一寸六分陷中，仰而取之。足阳明脉气所发。治胸胁支满，咳逆上气，多唾浊沫脓血。可灸五壮，针入三分。

屋翳二穴，在库房下一寸六分陷中，仰而取之。足阳明脉气所发。治咳逆上气，呼吸多唾浊沫脓血，身体肿，皮肤痛不可近衣，淫泺瘈疭不仁。可灸五壮，针入三分。

膺窗二穴，在屋翳下一寸六分。足阳明脉气所发。治胸满短气，唇肿乳痈，寒热，卧不安。可灸五壮，针入四分。

乳中二穴，当乳是。足阳明脉气所发。禁不可灸，灸不幸生蚀疮。疮中有清汁脓血可治，疮中有息肉若蚀疮者死。微刺三分。

乳根二穴，在乳下一寸六分陷中，仰而取之。足阳明脉气所发。治胸下满痛，臂肿，乳痛，凄惨寒痛，不可按抑。可灸五壮，针入三分。

膺俞第四行左右凡一十二穴

云门二穴，在巨骨下夹气户旁各二寸陷中，动脉应手。手太阴脉气所发。治喉痹，胸中烦满，气上冲心，咳喘不得息，胸胁短气，肩痛不得举臂。《甲乙经》云：可灸五壮，针入三分。刺深使人气逆，故不宜深刺。

中府二穴，肺之募。一名膺中俞。在云门下一寸，乳上三肋间，动脉应手。足太阴之会。治肺系急，胸中痛，悚悚胆热，呕逆上气，咳唾浊涕，肩背痛，风汗出，腹胀食不下，喉痹肩息，肤骨痛，寒热。针入三分，留五呼，可灸五壮。

周荣二穴，在中府下一寸六分陷者中，仰而取之。足太阴脉气所发。治胸胁支满，不得俯仰，饮食不下，咳唾稠脓。针入四分。

胸乡二穴，在周荣下一寸六分陷中，仰而取之。足太阴脉气所发。治胸胁支满，引胸背痛，卧不得转侧。针入四分，可灸五壮。

天溪二穴，在胸乡下一寸六分陷中，仰而取之。足太阴脉气所发。治胸中满痛，乳肿，贲膺，咳逆上气，喉中作声。针入四分，可灸五壮。

食窦二穴，在天溪下一寸六分，举臂取之。足太阴脉气所发。治胸胁支满，膈间雷鸣，濇陆濇陆常有小声。针入四分，可灸五壮。

侧腋左右凡八穴

渊腋二穴，在腋下三寸宛宛中，举臂得之。治胸满无力，臂不举。禁不宜灸，灸之不幸令人生肿蚀马疡。内溃者死，寒热生，马疡可治。针入三分。

辄筋二穴，在腋下三寸，腹前一寸著胁。足少阳脉气所发。治胸中暴满不得卧，喘息也。可灸三壮，针入六分。

大包二穴，在渊腋下三寸。脾之大络，布胸胁中，出九肋间。治腹有大气，气不得息，胸胁中痛，内实则其身尽寒，虚则百节皆纵。可灸三壮，针入三分。

天池二穴，在乳后一寸，腋下三寸，著胁直腋撅肋间。一名天会。手心主、足少阳脉之会。治寒热胸膈烦满，头痛，四肢不举，腋下肿，上气胸中有声，喉中鸣。可灸三壮，针入三分。

腹部中行凡一十五穴

鸠尾　巨阙　上脘　中脘　建里　下脘　水分　神阙
阴交　气海　石门　关元　中极　曲骨　会阴

腹第二行左右凡二十二穴

幽门　通谷　阴都　石关　商曲　肓俞　中注　四满
气穴　大赫　横骨

腹第三行左右凡二十四穴

不容　承满　梁门　关门　太乙　滑肉门　天枢　外陵
大巨　水道　归来　气冲

腹第四行左右凡一十四穴

期门　日月　腹哀　大横　腹结　府舍　冲门

侧胁左右凡一十二穴

章门　京门　带脉　五枢　维道　居髎

腹部中行凡一十五穴

鸠尾一穴，一名尾翳，一名𩩲骭。在臆前蔽骨下五分。治心风，惊痫发癫，不喜闻人语，心腹胀，胸中满，咳逆数噫，喘息，喉痹咽壅，水浆不下。不可灸，灸即令人毕世少心力。此穴大难针，大好手方可此穴下针，不然取气多，不幸令人夭。针入三分，留三呼，泻五吸，肥人可倍之。忌如前法。

巨阙一穴，心之募也，在鸠尾下一寸。鸠尾拒者少，令强一寸中。人有鸠尾拒之。任脉气所发。治心中烦满，热病，胸中痰饮，腹胀暴痛，恍惚不知人，息贲，时唾血，蛔虫心痛，蛊毒，霍乱，发狂不识人，惊悸少气。针入六分，留七呼，得气即泻。灸亦良，可灸七壮，至七七壮止。忌猪、鱼、生冷、酒、热面物等。

上脘一穴，在巨阙下一寸当一寸五分，去蔽骨三寸，任脉、足阳明、手太阳之会。治心中热烦，贲豚气，胀不能食，霍乱吐利，身热汗不出，三焦多涎，心风惊悸，心痛不可忍，伏梁气状如覆杯。针入八分，先补后泻之，神验。如风痫热病，宜先泻后补，其疾立愈。灸亦良，日可灸二七壮，至一百壮，未愈更倍之。忌如常法。

中脘一穴，一名太仓。胃之募也。在上脘下一寸。手太阳、少阳、足阳明所生，任脉之会。上纪者中脘也。治心下胀满，伤饱食不化，霍乱出泄不自知，心痛，温疟，伤寒，饮水过多，腹胀气喘，因读书得贲豚气上攻，伏梁心下状如覆杯，寒癖结气。针入八分，留七呼，泻五吸，疾出针。灸亦良，可灸二七壮，至百壮止。忌猪、鱼、生冷、酒、面等物。

建里一穴，在中脘下一寸。治心下痛，不欲食，呕逆上气，腹胀身肿。针入五分，留十呼，可灸五壮止。

下脘一穴，在建里下一寸。足太阴、任脉之会。治腹痛，六腑之气寒，谷不转，不嗜食，小便赤，腹坚硬癖块，脐上厥气动，日渐羸瘦。针入八分，留三呼，泻五吸。灸亦良，可灸二七壮，至二百壮止。

水分一穴，在下脘下一寸，脐上一寸，任脉气之所发。治腹坚如鼓，水肿肠鸣，胃虚胀不嗜食，绕脐痛，冲胸不得息。针入八分，留三呼，泻五吸。若水病灸之大良，可灸七壮，至百壮止。禁不可针，针水尽即毙。

神阙一穴，一名气合。当脐中是也，治泄利不止，小儿奶利不绝，腹大绕脐痛，水肿鼓胀，肠中鸣状如流水声，久冷伤惫。可灸百壮，禁不可针。慎如常法。

阴交一穴，一名横户。《素问》云：在脐下一寸。任脉气所发。治脐下疝痛，寒疝引少腹痛，腰膝拘挛，腹满，女子月事不绝，带下，产后恶露不止，绕脐冷痛。针入八分，得气即泻，可灸一百壮止。

气海一穴，一名脖胦，一名下肓。在脐下一寸五分。任脉气所发。治脐下冷气上冲，心下气结成块，状如覆杯，小便赤涩，妇人月事不调，带下崩中，因产恶露不止，绕脐疗痛。针入八分，得气即泻，泻后宜补之，可灸百壮。今附：气海者是男子生气之海也。治脏气虚惫，真气不足，一切气疾久不瘥，悉皆灸之。慎如常法。

石门一穴，一名利机，一名精露。在脐下二寸。三焦之募，任脉气所发。治腹胀坚硬支满，妇人因产恶露不止，遂结成块，崩中漏下。灸亦良，可灸二七壮，至一百壮止。妇人不可针，针之终身绝子。

关元一穴，在脐下三寸。小肠之募。足太阴、少阴、厥阴三阴、任脉之会。下纪者关元也。治脐下疗痛，小便赤涩，不觉遗沥，小便处痛，状如散火，溺血，暴疝痛，脐下结血状如覆杯，转胞不得尿，妇人带下瘕聚，因产恶露不止，月脉断绝，下经冷。针入八分，留三呼，泻五吸。灸亦良，可灸百壮，至三百壮止。慎如常法。

中极一穴，一名玉泉，一名气原。在关元下一寸。膀胱之募，足三阴、任脉之会。治五淋，小便赤涩，失精，脐下结如覆杯，阳气虚惫，疝瘕水肿，贲豚抢心，甚则不得息，恍惚尸厥，妇人断绪。四度针，针即有子，故却时任针也。因产恶露不止，月事不调，血结成块。针入八分，留十呼，得气即泻，可灸百壮，至三百壮止。

曲骨一穴，在横骨之上毛际陷中，动应手。任脉、足厥阴之会。治少腹胀满，小便淋涩不通，癀疝，少腹痛，妇人赤白带下，恶合。可灸七壮，至七七壮，针入二寸。

会阴一穴，一名屏翳。在两阴间。任脉别络，夹督脉，冲脉之会。治小便难，窍中热，皮疼痛，谷道瘙痒，久痔相通者死。阴中诸病，前后相引痛，不得大小便，女子经不通，男子阴端寒，冲心很很。可灸三壮。

腹第二行左右凡二十二穴

幽门二穴，夹巨阙两旁各一寸五分。冲脉、足少阴之会。治胸中引痛，心下烦闷，逆气里急，支满不嗜食，数咳，健忘，泄利脓血，少腹胀满，呕沫吐涎，喜唾，女子心痛，逆气善吐，食不下。可灸五壮，针入五分。

通谷二穴，在幽门下一寸，冲脉、足少阴之会。治失欠，口喎，食饮善呕，暴哑不能言。针入五分，可灸五壮。

阴都二穴，一名食宫。在通谷下一寸。冲脉、足少阴之会。治身寒热，疟病，心下烦满，气逆。可灸三壮，针入三分。

石关二穴，在阴都下一寸。冲脉、足少阴之会。疗脊强不开，多唾，大便秘涩，妇人无子，脏有恶血，上冲腹中，疠痛不可忍。可灸三壮，针入一寸。

商曲二穴，在石关下一寸。冲脉、足少阴之会。治腹中积聚，肠中切痛，不嗜食。可灸五壮，针入一寸。

肓俞二穴，在商曲下一寸，脐旁各五分。冲脉、足少阴之会。治大腹寒疝，大便干燥，腹中切痛。可灸五壮，针入一寸。

中注二穴，在肓俞下一寸。冲脉、足少阴之会。治小腹有热，大便坚燥不利。可灸五壮，针入一寸。

四满二穴，一名髓府。在中注下一寸。冲脉、足少阴之会，治脐下积聚疝瘕，肠澼切痛，振寒，大腹石水，妇人恶血疠痛。针入三分，可灸三壮。

气穴二穴，在四满下一寸。一名胞门，一名子户。冲脉、足少阴之会。治月事不调，泄利不止，贲气上下，引腰脊痛。可灸五壮，针入三分。

大赫二穴，一名阴维，一名阴关，在气穴下一寸。冲脉、足少阴之会。治男子阴器结缩，女子赤带。可灸五壮，针入三分。

横骨二穴，在大赫下一寸。此穴诸经缺疗病法。《外台》云：治腹胀小便难，阴器纵伸痛，可灸三壮。

腹第三行左右凡二十四穴

不容二穴，在幽门两旁各一寸五分，去任脉二寸，直四肋端。足阳明脉气所发。治腹满痃癖，不嗜食，腹虚鸣，呕吐，胸背相引痛，喘咳口干，痰癖，胁下痛，重肋，疝瘕。针入五分，可灸五壮。

承满二穴，在不容下一寸。足阳明脉气所发。治肠鸣腹胀，上喘气逆，食饮不下，肩息唾血。可灸五壮，针入三分。

梁门二穴，在承满下一寸。足阳明脉气所发。治胁下积气，食饮不思，大肠滑泄，谷不化。可灸五壮，针入三分。

关门二穴，在梁门下一寸。足阳明脉气所发。治遗溺善满，积气肠鸣，卒痛泄利，不欲食，腹中气游走，夹脐急，痰疟振寒。针入八分，可灸五壮。

太乙二穴，在关门下一寸。足阳明脉气所发。治癫疾狂走，心烦吐舌。可灸五壮，针入八分。

滑肉门二穴，在太乙下一寸。足阳明脉气所发。治癫疾，呕逆吐舌。可灸五壮，针入八分。

天枢二穴，大肠之募。一名长溪，一名谷门。去肓俞一寸五分，夹脐旁二寸。足阳明脉气所发。疗夹脐切痛，时上冲心，烦满呕吐，霍乱，寒疟，泄利，食不化，女子月事不时，血结成块，肠鸣腹痛，不嗜食。可灸百壮，针入五分，留七呼。

外陵二穴，在天枢下一寸。足阳明脉气所发。治腹中痛，心如悬，引脐腹痛。可灸五壮，针入三分。

大巨二穴，在长溪下二寸。足阳明脉气所发。治少腹胀满，烦渴，㿗疝偏枯，四肢不举。可灸五壮，针入五分。

水道二穴，在大巨下三寸。足阳明脉气所发。治少腹满引阴中痛，腰背强急，膀胱有寒，三焦结热，小便不利。可灸五壮，针入二寸五分。

归来二穴，在水道下二寸。治少腹贲豚，卵缩茎中痛，妇人血脏积冷。可灸五壮。针入八分。

气冲二穴，一名气街。在归来下，鼠蹊上一寸，动脉应手宛宛中。足阳明脉气所发。治肠中大热不得安卧，腹有逆气上攻心，腹胀满，淫泺，月水不利，身热，腹中痛，㿗疝阴肿，难乳，子上抢心，痛不得息，气冲腰痛，不得俯仰。阴痿，茎中痛，两丸蹇痛不可忍。可灸七壮，立愈，炷状如大麦，禁不可针。

腹第四行左右凡一十四穴

期门二穴，肝之募。在不容旁一寸五分，直两乳第二肋端。足太阴、厥阴、阴维之会。治胸中烦热，贲豚上下，目青而呕，霍乱泄利，腹坚硬，大喘不得安卧，胁下积气，女子产余疾，食饮不下，胸胁支满，心中切痛，善噫。若伤寒过经不解，当针期门，使经不传。针入四分，可灸五壮。

日月二穴，胆之募。在期门下五分。足太阴、少阳、阳维之会。治太息善悲，小腹热欲走，多唾，言语不正，四肢不收。可灸五壮，针入七分。

腹哀二穴，在日月下一寸五分。足太阴、阴维之会。治大便脓血，寒中食不化，腹中痛。针入三分。

大横二穴，在腹哀下三寸五分，直脐旁。足太阴、阴维之会。疗大风逆气，多寒善悲。可灸五壮，针入七分。

腹结二穴，在大横下三分。一名肠窟。治绕脐痛，上冲抢心，腹寒泄利，咳逆。针入七分，可灸五壮。

府舍二穴，在腹结下三寸。足太阴、厥阴、阴维之交会_{此三脉上下三入腹，络肝脾，结心肺，从胁上至肩。}此太阴郄，三阴、阳明支别。治疝瘕，脾中急痛，循胁上下抢心，腹满积聚，厥气霍乱。针入七分，可灸五壮。

冲门二穴，一名慈宫。上去大横五寸，府舍下，横骨两端约中动脉。足太阴、厥阴之会。治腹寒气满，积聚疼，淫泺，阴疝，难乳，子上冲心不得息。针入七分，可灸五壮。

侧胁左右凡一十二穴

章门二穴，脾之募，一名长平，一名胁髎。在大横外，直脐季肋端，侧卧屈上足伸下足，举臂取之。足厥阴、少阳之会。治肠鸣盈盈然，食不化，胁痛不得卧，烦热口干，不嗜食，胸胁支满，喘息心痛，腰痛不得转侧，伤饱，身黄羸瘦，贲豚腹肿，脊强，四肢懈惰，善恐，少气厥逆，肩臂不举。可灸百壮，针入六分。忌如常法。

京门二穴，肾之募。一名气俞，一名气府。在监骨腰中，季胁本夹脊。治腰痛不得俯仰，寒热膜胀，引背不得息，水道不利，溺黄，少腹急肿，肠鸣洞泄，髀枢引痛。可灸三壮，针入三分，留七呼。

带脉二穴，在季肋下一寸八分。治妇人少腹坚痛，月脉不调，带下赤白，里急瘛疭。可灸五壮，针入六分。

五枢二穴，在带脉下三寸，一云在水道旁一寸五分。治男子寒疝，阴卵上入小腹痛。针入一寸，可灸五壮。

维道二穴，在章门下五寸三分。足少阳、带脉之会。治呕逆不止，三焦不调，水肿，不嗜食。针入八分，可灸三壮。

居髎二穴，在章门下八寸三分，监骨上陷中。阳跷、足少阳之会。治腰引少腹痛，肩引胸臂挛急，手臂不得举而至肩。灸三壮，针入八分。

卷　五

黄帝问十二经气血多少

黄帝问曰：十二经中气血多少可得闻乎？岐伯对曰：其可度量者，中度也。以经水应十二经脉也。溪谷远近浅深，气血多少各不同。其治以针灸，各调其气血，合而刺之。补虚泻实，皆须尽知其部分也。肝足厥阴经，少气多血。心手少阴经，少血多气。脾足太阴经，少血多气。肺手太阴经，少血多气。肾足少阴经，少血多气。胆足少阳经，多气少血。小肠手太阳经，多血少气。胃足阳明经，多血多气。大肠手阳明经，多血多气。膀胱足太阳经，多血少气。心包络手厥阴经，多血少气。三焦手少阳经，多气少血。视其部中浮络，其色多青则痛，多黑则夙痹，黄赤则热，多白则寒，五色皆见寒热也。感虚乃留于筋骨之间，寒多则筋挛骨痛，热多则骨消筋缓也。

旁通十二经络流注孔穴图

	肺	脾	心	肾	心包络	肝
春刺井木	少商	隐白	少冲	涌泉	中冲	大敦
夏刺荣火	鱼际	大都	少府	然谷	劳宫	行间
仲夏刺输土	太渊	太白	神门	太溪	大陵	太冲

	大肠	胃	小肠	膀胱	三焦	胆
秋刺经金	经渠	商丘	灵道	复溜	间使	中封
冬刺合水	尺泽	阴陵泉	少海	阴谷	曲泽	曲泉
所出为井金	商阳	厉兑	少泽	至阴	关冲	窍阴
所流为荥水	二间	内庭	前谷	通谷	液门	侠溪
所注为输木	三间	陷谷	后溪	束骨	中渚	临泣
所过为原	合谷	冲阳	腕骨	京骨	阳池	丘墟
所行为经火	阳溪	解溪	阳谷	昆仑	支沟	阳辅
所入为合土	曲池	三里	小海	委中	天井	阳陵泉

手太阴肺经左右凡一十八穴

少商　鱼际　太渊　经渠　列缺　孔最　尺泽　侠白　天府

少商二穴，木也。在手大指端内侧，去爪甲角如韭叶。手太阴之脉所出也，为井。治烦心善哕，心下满，汗出而寒，咳逆，疟疾，振寒，腹满，唾沫，唇干，引饮不下膨膨，手挛指痛，寒栗鼓颔，喉中鸣。以三棱针刺之微出血，泄诸脏热凑。唐刺史成君绰忽腮颔肿大如升，喉中闭塞，水粒不下三日，甄权针之立愈。不宜灸。

鱼际二穴，火也。在手大指本节后内侧散脉中。手太阴脉之所流也，为荥。治洒淅恶风寒，虚热，舌上黄，身热头痛，咳嗽，汗不出，痹走胸背，痛不得息，目眩，烦心少气，腹痛不下食，肘挛，支满，喉中干燥，寒栗鼓颔，咳引尻痛溺出，呕血，心痹悲恐。针入二分，留三呼。

太渊二穴，土也。在手掌后陷中。手太阴脉之所注也，为输。治胸痹逆气，寒厥，善哕呕，饮水咳嗽，烦怨不得卧，肺胀满膨膨，臂内廉痛，目生白翳，眼眦赤筋，缺盆中引痛，掌中热，数欠，喘不得息，噫气上逆，心痛唾血，振寒咽干，狂言，口澼。可灸三壮，针入二分。

经渠二穴，金也。在寸口陷中，手太阴脉之所行也，为经。治疟寒热，胸背拘急，胸满膨膨，喉痹，掌中热，咳嗽上气，数欠，热病汗不出，暴痹喘逆，心痛，呕吐。针入二分，留三呼。禁不可灸，灸即伤人神。

列缺二穴，去腕侧上一寸五分，以手交叉，头指末筋骨罅中。手太阴络，别走阳明。疗偏风口㖞，手腕无力，半身不随，咳嗽，掌中热，口噤不开，寒疟，呕沫，善笑纵唇口，健忘。针入二分，留三呼，泻五吸即可，灸七壮。慎酒、面、生冷物等。

孔最二穴，在腕上七寸。手太阴郄。治热病汗不出。此穴可灸三壮，即汗出。咳逆，臂厥痛。针入三分，灸五壮。

尺泽二穴，水也。在肘中约上动脉中。手太阴脉之所入也，为合。治风痹肘挛，手臂不得举，喉痹上气，舌干，咳嗽唾浊，四肢暴肿，臂寒，短气。针入三分，可灸五壮。

侠白二穴，在天府下，去肘五寸动脉中。治心痛，干呕，烦满。针入三分，可灸五壮。

天府二穴，在腋下三寸动脉中，以鼻取之。治逆气喘不得息，目眩，远视䀮䀮，卒中恶鬼疰，不得安卧。禁不可灸，使人逆气。今附：刺鼻衄血不止。针入四分，留三呼。

手阳明大肠经左右凡二十八穴

商阳　二间　三间　合谷　阳溪　偏历　温溜　下廉
上廉　三里　曲池　肘髎　五里　臂臑

商阳二穴，金也，一名绝阳。在手大指次指内侧，去爪甲角如韭叶，手阳明脉之所出也，为井。治胸中气满，喘咳支肿，热病汗不出，耳鸣耳聋，寒热痎疟，口干，颐颔肿，齿痛，恶寒，肩背急相引缺盆痛，目青盲。可灸三壮，右取左，左取右，如须食立已。针入一分，留一呼。

二间二穴，水也，一名间谷，在手大指次指本节前内侧陷中。手阳明脉之所流也，为荥。治喉痹颔肿，肩背痛，振寒，鼻鼽衄血，多惊，口㖞。针入三分，可灸三壮。

三间二穴，木也，一名少谷。在手大指次指本节之后内侧陷中。手阳明脉之所注也，为输。治喉痹咽中如鲠①，齿龋痛，嗜卧胸满，肠鸣洞泄，寒疟，唇焦口干，气喘，目眦急痛。针入三分，留三呼，可灸三壮。

合谷二穴，一名虎口。在手大指次指歧骨间陷中。手阳明脉之所过也，为原。疗寒热疟，鼻鼽衄，热病汗不出，目视不明，头痛，齿龋，喉痹，痿臂，面肿，唇吻不收，喑不能言，口噤不开。针入三分，留六呼，可灸三壮。今附：若妇人妊娠不可刺，刺之损胎气。

阳溪二穴，火也，一名中魁。在腕中上侧两筋陷中。手阳明脉之所行也，为经。治狂言喜笑见鬼，热病烦心，目风

---

① 鲠：原作"鞭"，据文义改。

赤烂有翳，厥逆头痛，胸满不得息，寒热疟疾，喉痹，耳鸣，齿痛，惊掣，肘臂不举，痂疥。针入三分，留七呼，可灸三壮。慎如前法。

偏历二穴，手阳明络。在腕后三寸，别走太阴。治寒热疟，风汗不出，目视䀮䀮，癫疾多言，耳鸣口㖞，齿龋，喉痹嗌干，鼻衄䰉血。针入三分，留七呼，可灸三壮。

温溜二穴，一名逆注，一名蛇头。在腕后，大上五寸，小上六寸。手阳明郄。治口㖞，肠鸣腹痛，伤寒身热，头痛哕逆，肩不得举，癫疾吐涎，狂言见鬼，喉痹而虚肿。针入三分，可灸三壮。

下廉二穴，在辅骨下，去上廉一寸，辅兑肉，其分外斜。治头风，臂肘痛，溺黄。针入五分，留五呼，可灸三壮。

上廉二穴，在三里下一寸，其分独抵阳明之会外斜。治脑风头痛，小便难黄赤，肠鸣，气走疰痛。针入五分，可灸五壮。

三里二穴，在曲池下二寸，按之肉起，兑肉之端。治手臂不仁，肘挛不伸，齿痛，颊颔肿，瘰疬。可灸三壮，针入二分。

曲池二穴，土也。在肘外辅骨，屈肘曲骨之中，以手拱胸取之。手阳明脉之所入也，为合。治肘中痛，偏风半身不遂，刺风瘾疹，喉痹不能言，胸中烦满，筋缓提物不得，挽弓不开，屈伸难，风臂肘细而无力，伤寒余热不尽，皮肤干燥。针入七分，得气先泻，后补之。灸亦大良，可灸三壮。

肘髎二穴，在肘大骨外廉陷中。治肘节风痹，臂痛不可举，屈伸挛急。灸三壮，针入三分。

五里二穴，在肘上三寸行向里大脉中央。治风劳惊恐，吐血，肘臂痛，嗜卧，四肢不得动摇，寒热瘰疬，咳嗽，目视眈眈，痎疟，心下胀满。可灸十壮，禁不可针。

臂臑二穴，在肘上七寸䐃肉端。手阳明络。治寒热颈项拘急，瘰疬，肩臂痛不得举。可灸三壮，针入三分。

手少阴心经左右凡一十八穴

少冲　少府　神门　阴郄　通里　灵道　少海　青灵　极泉

少冲二穴，木也，一名经始。在小指内廉之端，去爪甲角如韭叶。手少阴脉之所出也，为井。治热病烦满，上气心痛，痰冷少气，悲恐善惊，掌中热，胸中痛，口中热，咽中酸，乍寒乍热，手挛不伸，引肘腋痛。针入一分，可灸三壮。

少府二穴，火也。在小指本节后陷中，直劳宫。手少阴脉之所流也，为荥。治烦满少气，悲恐畏人，掌中热，肘腋挛急，胸中痛，手卷不伸。针入二分，可灸七壮。

神门二穴，土也，一名兑冲。在掌后兑骨之端陷中。手少阴脉之所注也，为输。治疟，心烦甚，欲得饮冷，恶寒则欲处温中，咽干不嗜食，心痛，数噫，恐悸，少气不足，手臂寒，喘逆，身热，狂，悲哭，呕血上气，遗溺，大小人五痫。可灸七壮，炷如小麦大，针入三分，留七呼。

阴郄二穴，在掌后脉中，去腕五分。治失喑不能言，洒淅振寒，厥逆，心痛，霍乱，胸中满，衄血，惊恐。针入三分，可灸七壮。

通里二穴，在腕后一寸。热病，卒心中懊憹，数欠频伸，悲恐，目眩头痛，面赤而热，心悸，肘臂臑痛，实则肢肿，虚则不能言，苦呕，喉痹，少气遗溺。针入三分，可灸三壮。

灵道二穴，金也。去掌后一寸五分或一寸。手少阴脉之所行也，为经。治心痛悲恐，相引瘈疭，肘挛，暴暗不能言。可灸三壮，针入三分。

少海二穴，水也，一名曲节。在肘内廉节后。又云：肘内大骨外，去肘端五分。手少阴脉之所入也，为合。治寒热，齿龋痛，目眩发狂，呕吐涎沫，项不得回顾，肘挛，腋胁下痛，四肢不得举。针入三分，可灸三壮。甄权云：屈手向头取之。治齿寒，脑风头痛。不宜灸，针入五分。

青灵二穴，在肘上三寸，举臂取之。治肩臂不举，不能带衣，头痛振寒，目黄胁痛。可灸七壮。

极泉二穴，在腋下筋间动脉入胸。治心痛干呕，四肢不收，咽干烦渴，臂肘厥寒，目黄，胁下满痛。可灸七壮，针入三分。

手太阳小肠经左右凡一十六穴

少泽　前谷　后溪　腕骨　阳谷　养老　支正　小海

少泽二穴，金也，一名小吉。在手小指之端，去爪甲下一分陷中。手太阳脉之所出也，为井。治疟寒热，汗不出，喉痹舌强，口干心烦，臂痛，瘈疭，咳嗽，颈项急不可顾，目生肤翳覆瞳子。可灸一壮，针入一分。

前谷二穴，水也。在手小指外侧本节之前陷中。手太阳脉之所流也，为荥。治热病汗不出，痎疟，癫疾，耳鸣，颔肿，喉痹，咳嗽，衄血，颈项痛，鼻塞不利，目中白翳，臂不得举。可灸一壮，针入一分。

后溪二穴，木也，在手小指外侧本节后陷中。手太阳脉之所注也，为输。治疟寒热，目赤生翳，鼻衄，耳聋，胸满，颈项强不得回顾，癫疾，臂肘挛急。可灸一壮，针入一分。

腕骨二穴，在手外侧腕前起骨下陷中。手太阳脉之所过也，为原。治热病汗不出，胁下痛不得息，颈颔肿，寒热耳鸣，目冷泪生翳，狂惕，偏枯，臂肘不得屈伸，痎疟，头痛烦闷，惊风瘛疭，五指掣。可灸三壮，针入二分，留三呼。

阳谷二穴，火也。在手外侧腕中，兑骨之下陷中。手太阳脉之所行也，为经。治癫疾狂走，热病汗不出，胁痛，颈颔肿，寒热，耳聋耳鸣，齿龋痛，臂腕外侧痛不举，妄言，左右顾，瘛疭目眩。可灸三壮，针入二分，留二呼。

养老二穴，在手踝骨上一空，腕后一寸陷中。手太阳郄。治肩欲折，臂如拔，手臂疼不能自上下，目视不明。可灸三壮，针入三分。

支正二穴，在腕后五寸，别走少阴。治寒热颔肿，肘挛，头痛目眩，风虚惊恐，狂惕，生疣目。可灸三壮，针入三分。

小海二穴，土也。在肘内大骨外，去肘端五分陷中。甄权云：以屈手向头取之。手太阳脉之所入也，为合。治寒热，齿龈肿，风眩，颈项痛，疡肿振寒，肘腋肿，少腹痛，四肢不举。可灸三壮，针入二分。

手厥阴心主脉左右凡一十六穴

中冲　劳宫　大陵　内关　间使一作关　郄门　曲泽
天泉

中冲二穴，木也。在手中指端，去爪甲如韭叶陷中。手厥阴心主脉之所出也，为井。治热病烦闷，汗不出，掌中热，身如火，心痛烦满，舌强。针入一分。

劳宫二穴，火也。在掌中央动脉中，以屈无名指取之。手厥阴脉之所流也，为荥。治中风，善怒悲，笑不休，手痹，热病三日汗不出，怵惕，胸胁痛不可转侧，大小便血，衄血不止，气逆呕哕，烦渴，食饮不下，大小人口中腥臭，胸胁支满，黄疸目黄。可灸三壮。

大陵二穴，土也。在掌后两筋间陷中。手厥阴脉之所注也，为输。治热病汗不出，臂挛腋肿，善笑不休，心悬若饥，喜悲泣惊恐，目赤，小便如血，呕逆，狂言不乐，喉痹口干，身热头痛，短气，胸胁痛。针入五分，可灸三壮。

内关二穴，在掌后去腕二寸，别走少阳。治目赤，支满，中风肘挛。实则心暴痛，虚则心烦惕惕。针入五分，可灸三壮。

间使二穴，金也。在掌后三寸两筋间陷中。手厥阴脉之所行也，为经。治心悬如饥，卒狂，胸中澹澹，恶风寒，呕吐怵惕，寒中少气，掌中热，腋肿肘挛，卒心痛，多惊，暗不得语，咽中如鲠。可灸五壮，针入三分。岐伯云：可灸鬼邪。

郄门二穴，去腕五寸。手厥阴郄。治心痛，衄血，呕哕，惊恐畏人，神气不足。针入三分，可灸五壮。

曲泽二穴，水也，在肘内廉陷中，屈肘取之。手厥阴脉之所入也，为合。治心痛善惊，身热烦渴，口干，逆气呕血，风疹，臂肘手腕善动摇。可灸三壮，针入三分，留七呼。

天泉二穴，一名天湿。在曲腋下二寸，举臂取之。治心病，胸胁支满，咳逆，膺背、胛间、臂内廉痛。针入六分，可灸三壮。

手少阳三焦经左右凡二十四穴

关冲　液门　中渚　阳池　外关　支沟　会宗　三阳络　四渎　天井　清泠渊　消泺

关冲二穴，金也。在手小指次指之端，去爪甲角如韭叶。手少阳脉之所出也，为井。治喉痹，舌卷口干，头痛，霍乱，胸中气噎，不嗜食，臂肘痛不可举，目生翳膜，视物不明。针入一分，可灸一壮。慎猪、鱼、酒、面、生冷物等。

液门二穴，水也，在手小指次指间陷中。手少阳脉之所流也，为荥。治惊悸妄言，咽外肿，寒厥，手臂痛不能自上下，痎疟寒热，目眩头痛，暴得耳聋，目赤涩，齿龋痛。针入二分，可灸三壮。

中渚二穴，木也，在手小指次指本节后间陷中。手少阳脉之所注也，为输。治热病汗不出，目眩头痛，耳聋，目生翳膜，久疟，咽肿，肘臂痛，手五指不得屈伸。针入一分，可灸三壮。

阳池二穴，一名别阳。在手表腕上陷中。手少阳脉之所过也，为原。治寒热疟，或因折伤手腕捉物不得，肩臂痛不得举。针入二分，留三呼，不可灸。慎生冷物等。

外关二穴，手少阳络。在腕后二寸陷中。治肘臂不得屈伸，手五指尽痛不能握物，耳聋无所闻。可灸三壮，针入三分，留七呼。

支沟二穴，火也。在腕后三寸，两骨之间陷中。手少阳脉之所行也，为经。治热病汗不出，肩臂酸重，胁腋痛，四肢不举，霍乱呕吐，口噤不开，暴哑不能言。可灸二七壮，针入二分。慎酒、面、生冷、猪、鱼物等。

会宗二穴，在腕后三寸，空中一寸。治肌肤痛，耳聋，风痫。针入三分，可灸三壮。

三阳络二穴，在臂上大交脉，支沟上一寸。治嗜卧，身体不欲动，耳卒聋，齿龋，暴哑不能言。可灸七壮，切禁不可针。

四渎二穴，在肘前五寸外廉陷中。治暴气耳聋，齿龋痛。可灸三壮，针入六分，留七呼。

天井二穴，土也。在肘外大骨后，肘后上一寸，两筋间陷中，屈肘得之。手少阳脉之所入也，为合。甄权云：曲肘后一寸，叉手按膝头取之，两筋骨罅。治心胸痛，咳嗽上气，唾脓，不嗜食，惊悸，瘰疬，风痹，臂肘痛捉物不得。可灸三壮，针入三分。慎如常法。

清泠渊二穴，在肘上二寸，伸肘举臂取之。治臑纵，肩臂不举，不得带衣。可灸三壮，针入三分。

消泺二穴，在肩下臂外，腋斜肘分下行。治寒热风痹，项痛，肩背急。针入六分，可灸三壮。

足厥阴肝经左右凡二十二穴

大敦　行间　太冲　中封　蠡沟　中都　膝关　曲泉　阴包　五里　阴廉

大敦二穴，木也。在足大指端，去爪甲如韭叶及三毛中。足厥阴脉之所出也，为井。治卒疝，小便数，遗溺，阴头中痛，心痛，汗出，阴上入腹。阴偏大，腹脐中痛，悒悒不乐，病左取右，右取左。腹胀肿满，少腹痛，中热喜寐，尸厥状如死，妇人血崩不止。可灸三壮，针入三分，留六呼。

行间二穴，火也。在足大指间动脉应手陷中。足厥阴脉之所流也，为荥。治溺难，又白浊，寒疝少腹肿，咳逆呕血，腰痛不可俯仰，腹中胀，心痛，色苍苍如死状，终日不得息，口㖞，四肢逆冷，嗌干烦渴，瞑不欲视，目中泪出，太息，癫疾，短气。可灸三壮，针入六分，留十呼。

太冲二穴，土也。在足大指本节后二寸，或一寸半陷中。今附：凡诊太冲脉可决男子病死生。足厥阴脉之所注也，为输。治腰引少腹痛，小便不利，状如淋，癀疝，少腹肿，溏泄，遗溺，阴痛，面目苍色，胸胁支满，足寒，大便难，呕血，女子漏血不止，小儿卒疝，呕逆，发寒，嗌干，肘①肿，内踝前痛，淫泺胻酸，腋下肿，马刀疡瘘，唇肿。针入三分，留十呼，可灸三壮。

中封二穴，金也。在足内踝前一寸，仰足取之陷中，伸足乃得之。足厥阴脉之所行也，为经。治痎疟，色苍苍振寒，少腹肿，食快快，绕脐痛，足逆冷，不嗜食，身体不仁，寒疝引腰中痛，或身微热。针入四分，留七呼，可灸三壮。

蠡沟二穴，在足内踝上五寸。别走少阳，足厥阴络。治卒疝，少腹肿，时少腹暴痛，小便不利如癃闭，数噫恐悸，少气不足，腹中痛，悒悒不乐，咽中闷如有息肉状，背拘急不可俯仰。针入二分，留三呼，可灸三壮。

中都二穴，一名中郄。在内踝上七寸胻骨中，与少阴相

---

① 肘：疑为"胕"之误。

直。治肠澼，癞疝，少腹痛，妇人崩中，因产恶露不绝。针入三分，可灸五壮。

膝关二穴，在犊鼻下二寸陷中。治风痹，膝内痛引髌不可屈伸，喉咽中痛。针入四分，可灸五壮。

曲泉二穴，水也。在膝内辅骨下，大筋上小筋下陷中，屈膝取之。足厥阴脉之所入也，为合。治女子血瘕，按之如汤沃股内，少腹肿，阴挺出，丈夫癞疝，阴股痛，小便难，腹胁支满，癃闭，少气泄利，四肢不举。实即身热，目眩痛，汗不出，目䀮䀮，膝痛，筋挛不可屈伸，发狂，衄血，喘呼，少腹痛引喉咽。针入六分，灸三壮。又云：正膝屈内外两筋间宛宛中。又在膝曲横纹头。治风劳失精，身体极痛，泄水，下利脓血，阴肿胻痛。可灸三壮，针入六分，留十呼。

阴包二穴，在膝上四寸，股内廉两筋间。足厥阴别走。治腰尻引少腹痛，遗溺不禁。针入六分，可灸三壮。

五里二穴，在气冲下三寸，阴股中动脉。治肠中满，热闭不得溺。可灸五壮，针入六分。

阴廉二穴，在羊矢下，去气冲二寸动脉中，治妇人绝产。若未经生产者，可灸三壮即有子。针入八分，留七呼。

足少阳胆经左右凡二十八穴

窍阴　侠溪　地五会　临泣　丘墟　悬钟　阳辅　光明　外丘　阴交　阳陵泉　阳关　中渎　环跳

窍阴二穴，金也。在足小指次指之端，去爪甲如韭叶。足少阳脉之所出也，为井。治胁痛，咳逆不得息，手足烦热，汗不出，转筋，痈疽，头痛，心烦，喉痹，舌强，口干，肘不可举，卒聋不闻人语。可灸三壮，针入一分。

侠溪二穴，水也。在足小指次指歧骨间本节前陷中。足少阳脉之所流也，为荥。治胸胁支满，寒热汗不出，目外眦赤，目眩，颊颌肿，耳聋，胸中痛不可转侧，痛无常处。可灸三壮，针入三分。

地五会二穴，在足小指次指本节后陷中，去侠溪一寸。治内伤唾血，足外皮肤不泽，乳肿。针入二分，不可灸，灸则使羸瘦，不出三年卒。

临泣二穴，木也，在足小指次指本节后间陷中，去侠溪一寸五分。足少阳脉之所注也，为输。治胸中满，缺盆中及腋下肿，马刀疡瘘，善啮颊，天牖中肿，淫泺胻酸，目眩，枕骨合颅痛，洒淅振寒，妇人月事不利，季胁支满，乳痈，心痛，周痹痛无常处，厥逆气喘不能行，痎疟日发。可灸三壮，针入二分。

丘墟二穴，在足外踝下如前陷中，去临泣三寸。足少阳脉之所过也，为原。治胸胁满痛不得息，久疟振寒，腋下肿，痿厥坐不能起，髀枢中痛，目生翳膜，腿胻酸转筋，卒疝少腹坚，寒热颈肿。可灸三壮，针入五分，留七呼。

悬钟二穴，在足外踝上三寸动脉中。足三阳之大络，按之阳明脉绝乃取之。治心腹胀满，胃中热，不嗜食，膝胻痛，筋挛，足不收履，坐不能起。可灸五壮，针入六分，留七呼。

阳辅二穴，火也。在足外踝上四寸，辅骨前，绝骨端如前三分，去丘墟七寸。足少阳脉之所行也，为经。治腰溶溶如坐水中，膝下肤肿，筋挛，诸节尽痛，痛无常处，腋下肿，痿，马刀喉痹，膝胻酸，风痹不仁。可灸三壮，针入五分，留七呼。

光明二穴，在足外踝上五寸。别走厥阴，足少阳络。治身解寒，淫泺胻酸，不能久立。与阳辅疗病法同。热病汗不出，卒狂。虚则痿痹，坐不能起；实则足胻热，膝痛，身体不仁，善啮颊。可灸五壮，针入六分，留七呼。

外丘二穴，在足外踝上七寸，少阳所生。治肤痛痿痹，胸胁胀满，颈项痛，恶风寒，癫疾。针入三分，可灸三壮。今附：猘犬所伤，毒不出，发寒热，速以三壮，又可灸所啮之处，立愈。

阳交二穴，一名别阳。阳维郄。在足外踝上七寸，斜属三阳分肉之间。治寒厥，惊狂，喉痹，胸满面肿，寒痹膝胻不收。灸三壮，针入六分，留七呼。

阳陵泉二穴，土也。在膝下一寸外廉陷中。足少阳脉之所入也，为合。针入六分，得气即泻，又宜灸，留针为要也。治膝伸不得屈，冷痹脚不仁，偏风半身不遂，脚冷无血色。又以蹲坐取之。灸亦良，日可灸七壮，至十七壮即止。

阳关二穴，在阳陵泉上三寸，犊鼻外陷中，治膝外痛不可屈伸，风痹不仁。针入五分，不可灸。

中渎二穴，在髀骨外，膝上五寸分肉间陷中。足少阳络。治寒气客于分肉之间，痛攻上下，筋痹不仁。可灸五壮，针入五分，留七呼。

环跳二穴，在髀枢中，侧卧伸下足屈上足取之。治冷风湿痹，风疹，偏风半身不遂，腰胯痛不得转侧。可灸五十壮，针入一寸，留十呼。忌热面、猪、鱼、生冷物等。

足太阴脾经左右凡二十二穴

隐白　大都　太白　公孙　商丘　三阴交　漏谷　地机

阴陵泉　血海　箕门

隐白二穴，木也。在足大指端内侧，去爪甲角如韭叶。足太阴脉之所出也，为井。治腹胀，喘满不得安卧，呕吐食不下，暴泄，衄血，卒尸厥不识人，足寒不能温。针入三分。今附：妇人月事过时不止，刺之立愈。

大都二穴，火也。在足大指本节后陷中，足太阴脉之所流也，为荥。治热病汗不出，手足逆冷，腹满善呕，烦热闷乱，吐逆目眩。可灸三壮，针入三分。

太白二穴，土也。在足内侧，核骨下陷中。足太阴脉之所注也，为输。治身热烦满，腹胀食不化，呕吐，泄脓血，腰痛，大便难，气逆，霍乱，腹中切痛。可灸三壮，针入三分。

公孙二穴，在足大指本节后一寸。别走阳明，太阴络。治寒疟，不嗜食，卒面肿，烦心狂言，腹虚胀如鼓。可灸三壮，针入四分。

商丘二穴，金也。在足内踝下，微前陷中。足太阴脉之所行也，为经。治腹胀，肠中鸣，不便，脾虚令人不乐，身寒，善太息，心悲气逆，痔疾，骨疽蚀，绝子，厌①梦。可灸三壮，针入三分。

三阴交二穴，在内踝上三寸，骨下陷中。足太阴、厥阴、少阴之交会。治疝癖，腹中寒，膝股内痛，气逆，小便不利，脾病身重，四肢不举，腹胀肠鸣，溏泄食不化，女子漏下不止。可灸三壮，针入三分。昔有宋太子性善医术，出苑逢一怀娠妇人。太子诊曰：是一女也。令徐文伯亦诊之：此一男一女也。太子性急，欲剖视之，臣请针之，泻足三阴

————————

① 厌：通“魇”。

交，补手阳明合谷，应针而落，果如文伯之言。故妊娠不可刺也。

漏谷二穴，亦名太阴络。在内踝上六寸骨下陷中。治痃癖冷气，心腹胀满，食饮不为肌肤，湿痹不能久立。针入三分。

地机二穴，亦名脾舍，足太阴郄。别走上一寸空，在膝下五寸，治女子血瘕，按之如汤沃股内至膝，丈夫溏泄，腹胁气胀，水肿，腹坚不嗜食，小便不利。可灸三壮，针入三分。

阴陵泉二穴，水也。在膝下内侧辅骨下陷中，伸足取之。足太阴脉之所入也，为合。又曲膝取之。治腹中寒，不嗜食，膈下满，水胀，腹坚，喘逆不得卧，腰痛不得俯仰，霍乱，疝瘕，小便不利，气淋，寒热不节。针入五分。

血海二穴，在膝髌上，内廉白肉际二寸中。治女子漏下恶血，月事不调，逆气腹胀。可灸三壮，针入五分。

箕门二穴，在鱼腹上，越筋间动脉应手，在阴股内。经一云：股在上起筋间。治淋遗溺，鼠蹊肿痛，小便不通。可灸三壮。

足阳明胃之经左右凡三十穴

厉兑　内庭　陷谷　冲阳　解溪　丰隆　下廉　条口
上廉　三里　犊鼻　梁丘　阴市　伏兔　髀关

厉兑二穴，金也。在足大指次指之端，去爪甲如韭叶。足阳明脉之所出也，为井。治尸厥口噤气绝，状如中恶，心腹胀满，热病汗不出，寒热疟，不嗜食，面肿，足胻寒，喉痹，齿龋，恶风，鼻不利，多惊好卧。针入一分，可灸一壮。

内庭二穴，水也。在足大指次指外间陷中。足阳明脉之所流也，为荥。治四肢厥逆，腹胀满，数欠，恶闻人声，振寒，咽中引痛，口㖞，齿龋痛，疟，不嗜食。可灸三壮，针入三分。

陷谷二穴，木也。在足大指次指之间本节后陷中，去内庭二寸。足阳明脉之所注也，为输。治面目浮肿及水病，善噫，肠鸣腹痛，热病汗不出，振寒疟疾。针入三分，留七呼，可灸三壮。

冲阳二穴，在足跗上，去陷谷三寸。足阳明脉之所过也，为原。治偏风口眼㖞斜，肘①肿，齿龋痛，发寒热，腹坚大不嗜食，振寒，久狂登高而歌，弃衣而走，足缓履不收。针入五分，可灸三壮。

解溪二穴，火也。在冲阳后一寸五分，腕上陷中。足阳明脉之所行也，为经。治风面浮肿，颜黑，厥气上冲，腹胀，大便下重，瘈惊，膝股胻肿，转筋，目眩头痛，癫疾，烦心，悲泣，霍乱，头风，面目赤。针入五分。可灸三壮。

丰隆二穴，在外踝上八寸，下廉胻外廉陷中。别走太阴。治厥逆，胸痛如刺，腹中切痛，大小便难涩，厥头痛，面浮肿，风逆四肢肿，身湿，喉痹不能言。针入三分，可灸三壮。

下廉二穴，一名下巨虚。在上廉下三寸，当举足取穴。治少腹痛，飧泄，次指间痛，唇干，涎出不觉，不得汗出，毛发焦，脱肉少气，胃中热不嗜食，泄脓血，胸胁少腹痛，暴惊，狂言非常，女子乳痈，喉痹，胻肿，足跗不收。针入

---

① 肘：疑为"胕"之误。

八分，可灸三壮。

条口二穴，在下廉上一寸，举足取之。治膝胻寒酸痛，足缓履不收，湿痹，足下热。针入五分，可灸三壮。

上廉二穴，一名上巨虚。在三里下三寸，当举足取之。治飧泄，腹胁支满，狂走，夹脐腹痛，食不化，喘息不能行。可灸三壮，针入三分。甄权云：治脏气不足，偏风腿腰，手足不仁。可灸，以年为壮。

三里二穴，土也。在膝下三寸，胻外廉两筋间，当举足取之。足阳明脉之所入也，为合。治胃中寒，心腹胀满，胃气不足，闻食臭，肠鸣腹痛，食不化。秦丞祖云：诸病皆治，食气水气，蛊毒痃癖，四肢肿满，膝胻酸痛，目不明。华佗云：疗五劳羸瘦，七伤虚乏，胸中瘀血，乳痈。《外台·明堂》云：人年三十以上，若不灸三里，令气上冲目。可灸三壮，针入五分。

犊鼻二穴，在膝髌下胻侠解大筋中。治膝中痛不仁，难跪起，膝髌痈肿，溃者不可治，不溃者可疗。若犊鼻坚硬，勿便攻，先以洗熨，即微刺之，愈。

梁丘二穴，在膝上二寸两筋间。治大惊，乳痛，寒痹膝不能屈伸。可灸三壮，针入三分。

阴市二穴，一名阴鼎。在膝上三寸，伏兔下，若拜而取之。治寒疝，少腹痛胀满，腰以下伏兔上寒如注水。针入三分，不可灸。

伏兔二穴，在膝上六寸起肉。一本云：膝盖上七寸。治风劳气逆，膝冷不得温。针入五分，不可灸。

髀关二穴，在膝上伏兔后交分中。治膝寒不仁，痿厥，股内筋络急。针入六分。

足少阴肾经左右凡二十穴

涌泉　然谷　太溪　大钟　水泉　照海　复溜　交信
筑宾　阴谷

涌泉二穴，木也，一名地冲。在足心陷中，屈足卷指宛
宛中。足少阴脉之所出也，为井。治腰痛，大便难，心中结
热，风疹，风痫，心痛，不嗜食，妇人无子，咳嗽，身热，
喉痹，胸胁满，目眩，男子如蛊，女子如妊娠，五指端尽
痛，足不得践地。可灸三壮，针入五分，无令出血。淳于意
云：汉北齐王阿母，患足下热，喘满，谓曰热厥也。当刺之
足心，立愈。

然谷二穴，火也，一名龙渊。在足内踝前起大骨下陷
中。足少阴脉之所流也，为荥。治咽内肿，心恐惧如人将
捕，涎出，喘呼少气，足跗肿不得履地，寒疝少腹胀，上抢
胸胁，咳唾血，喉痹，淋沥，女子不孕，男子精溢，胻酸不
能久立，足一寒一热，舌纵烦满，消渴，初生小儿脐风口
噤，痿厥，洞泄。可灸三壮，针入三分，不宜见血。

太溪二穴，土也。在内踝后，跟骨上动脉陷中。足少阴
脉之所注也，为输。治久疟，咳逆，心痛如锥刺其心，手足
寒至节，喘息者死。呕吐，口中如胶，善噫，寒疝，热病汗
不出，默默嗜卧，溺黄，消瘅，大便难，咽肿唾血，今附：
疟癖，寒热咳嗽，不嗜食，腹胁痛，瘦瘠，手足厥冷。可灸三壮，
针入三分。

大钟二穴，在足跟后冲中。走太阳，足少阴络。治实则
小便淋闭洒洒，腰脊强痛，大便秘涩，嗜卧，口中热。虚则

呕逆，多寒，欲闭户而处，少气不足，胸胀喘息，舌干，咽中食噎不得下，善惊恐不乐，喉中鸣，咳唾血。可灸三壮，针入二分，留七呼。

水泉二穴，少阴郄。去太溪下一寸，在内踝下。治月事不来，来即多，心下闷痛，目䀮䀮不能远视，阴挺出，小便淋沥，腹中痛。可灸五壮，针入四分。

照海二穴，阴跷脉所生。在足内踝下。治嗌干，四肢懈惰，善悲不乐，久疟，卒疝，少腹痛，呕吐，嗜卧，大风偏枯，半身不遂，女子淋沥，阴挺出。针入三分，可灸七壮。

复溜二穴，金也。一名昌阳，一名伏白。在足内踝上二寸陷中。足少阴脉之所行也，为经。治腰脊内引痛，不得俯仰起坐，目䀮䀮，善怒多言，舌干，涎自出，足痿不收履，胕寒不自温，腹中雷鸣，腹胀如鼓，四肢肿，十水病。溺青赤黄白黑，青取井，赤取荥，黄取输，白取经，黑取合。血痔泄后肿，五淋，小便如散火，骨寒热，汗注不止。可灸五壮，针入三分，留三呼。

交信二穴，在内踝上二寸，少阴前，太阴后，廉前筋骨间腨。足阴跷之郄。治气淋，㿉疝阴急，股引腨内廉骨痛，又泄利赤白，女子漏血不止。可灸三壮，针入四分，留五呼。

筑宾二穴，在内踝上腨分中。治小儿胎疝痛，不得乳，癫疾狂言，呕吐沫，足腨痛。可灸五壮，针入三分。

阴谷二穴，水也。在膝内辅骨后，大筋下，小筋上，按之应手，屈膝乃取之。足少阴脉之所入也，为合。治膝痛如离，不得屈伸，舌纵涎下，烦逆，溺难。少腹急引阴痛，股内廉痛，妇人漏血不止，腹胀满不得息，小便黄，男子如蛊，女子如妊娠。可灸三壮，针入四分，留七呼。

足太阳膀胱经左右凡三十六穴

至阴　通谷　束骨　京骨　申脉　金门　仆参　昆仑
跗阳　飞扬　承山　承筋　合阳　委中　委阳　浮郄　殷门
承扶

至阴二穴，金也。在足小指外侧，去爪甲角如韭叶。足太阳脉之所出也，为井。治目生翳，鼻塞头重，风寒从足小指起，脉痹上下带，胸胁痛无常，转筋，寒疟，汗不出，烦心，足下热，小便不利，失精。针入二分，可灸三壮。

通谷二穴，水也。在足小指外本节前陷中。足太阳脉之所流也，为荥。治头重目眩，善惊，引鼽衄，颈项痛，目睆睆。甄权云：结积留饮，胸满食不化。可灸三壮，针入二分。

束骨二穴，木也。在足小指本节后陷中。足太阳脉之所注也，为输。治腰如折，腨如结，耳聋，恶风寒，目眩，项不可回顾，目内眦赤烂。可灸三壮，针入三分。

京骨二穴，在足外侧大骨下，赤白肉际陷中。足太阳脉之所过也，为原。治膝痛不得屈伸，目内眦赤烂，发疟寒热，善惊，不欲食，筋挛，足胻酸，髀枢痛，颈项强，腰背不可俯仰，鼽衄血不止，目眩。针入三分，可灸七壮。

申脉二穴，阳跷脉所出。在外踝下陷中，容爪甲白肉际。治腰痛不能举体，足胻寒不能久立坐，若下舟车中，痛疾。针入三分。

金门二穴，一名关梁。在足外踝下。足太阳郄，阳维所别属也。治霍乱转筋，膝胻酸，身战不能久立，癫痫，尸厥，暴疝，小儿发痫，张口摇头，身反折。可灸三壮，炷如小麦大，针入一分。

仆参二穴，一名安邪。在跟骨下陷中，拱足得之。治足跟痛不得履地，脚痿转筋，尸厥如中恶状，霍乱吐逆，癫痫，狂言见鬼。针入三分，可灸七壮。

昆仑二穴，火也。在足外踝后，跟骨上陷中。足太阳脉之所行也，为经。治腰尻痛，足端肿不得履地，䯊疮，脚如结，踝如裂，头痛，肩背拘急，咳喘暴满，阴肿痛，小儿发痫，瘈疭。炷如小麦大，可灸三壮，针入三分。

跗阳二穴，在足外踝上三寸。阳跷郄。太阳前，少阳后筋骨间，阳跷之郄。治痿厥风痹，头重顿痛，髀枢股胻痛，瘈疭，风痹不仁，时有寒热，四肢不举。可灸三壮，针入五分，留七呼。

飞扬二穴，一名厥阴。足太阳络，别走少阴。在外踝上七寸。治野鸡痔，历节风，足指不得屈伸，头目眩，逆气，䯊疮，癫疾，寒疟。可灸三壮，针入三分。

承山二穴，一名鱼腹，一名肉柱。在兑腨肠下分肉之间陷中。治腰背痛，脚腨重，战栗不能立，脚气，膝下肿，霍乱转筋，大便难，久痔肿痛。可灸五壮，针入七分。

承筋二穴，一名腨肠，一名直肠。在腨肠中央陷中。治寒痹转筋，肢肿，大便难，脚腨酸重，引少腹痛，鼻䯊疮，腰背拘急，霍乱。可灸三壮，禁针。

合阳二穴，在膝约中央下二寸。治腰脊强，引腹痛，阴股热，膝胻酸，重履步难，寒疝阴偏痛，女子崩中。针入六分，可灸五壮。

委中二穴，土也。在腘中央约纹中动脉。足太阳脉之所入也，为合。治腰夹脊沉沉然，遗溺，腰重不能举体，风痹髀枢痛，可出血，痼疹皆愈。今附：委中者血郄也。热病汗不出，足热，厥逆满，膝不得屈伸，取其经血，立愈。

委阳二穴，三焦下辅腧也。在足太阳之后，出于腘中外廉两筋间，屈伸取之，承扶下六寸，足太阳脉之中，治腋下肿痛，胸满膨膨，筋急身热，飞尸遁注，痿厥不仁，小便淋沥。可灸三壮，针入七分。

浮郄二穴，在委阳上一寸，展膝得之。治小肠热，大肠结，股外经筋急，髀枢不仁。可灸三壮，针入五分。

殷门二穴，在肉郄下六寸。治腰脊不可俯仰举重，恶血注之，股外肿。针入七分。

承扶二穴，一名肉郄，一名阴关，一名皮部。在尻臀下，股阴冲上纹中。治腰脊相引如解，久痔，尻臀肿，大便难，阴胞有寒，小便不利。针入七分。